补虚养肾养气血

中国中医科学院
杨力 主编

U0376178

吉林科学技术出版社

图书在版编目（CIP）数据

补虚养肾养气血 / 杨力主编 . -- 长春：吉林科学
技术出版社，2023.4
ISBN 978-7-5578-9978-3

Ⅰ.①补… Ⅱ.①杨… Ⅲ.①养生（中医）
Ⅳ.① R212

中国版本图书馆 CIP 数据核字（2022）第 209292 号

补虚养肾养气血

BU XU YANG SHEN YANG QI-XUE

主　　编　杨　力
出版人　宛　霞
责任编辑　孟　盟　朱　萌
封面设计　子鹏语衣
制　　版　悦然生活
幅面尺寸　167 mm × 235 mm
开　　本　16
印　　张　12.5
字　　数　220千字
印　　数　1-6000册
版　　次　2023年4月第1版
印　　次　2023年4月第1次印刷
出　　版　吉林科学技术出版社
发　　行　吉林科学技术出版社
地　　址　长春市福祉大路5788号
邮　　编　130118
发行部电话/传真　0431-81629529　81629530　81629531
　　　　　　　　　　　　81629532　81629533　81629534
储运部电话　0431-86059116
编辑部电话　0431-81629518
印　　刷　长春百花彩印有限公司
书　　号　ISBN 978-7-5578-9978-3
定　　价　39.80元
如有印装质量问题　可寄出版社调换
版权所有　翻印必究　举报电话：0431-81629508

补虚养肾的意义

现代人的生活越来越好了，可为什么很多人还是会觉得自己有些"虚"呢？

体虚往往源于先天遗传、体质因素，也常因后天失于调养或由疾病预后不良演变而来。后天失养主要是由不当的生活方式所造成。如中医有"久视伤血、久卧伤气、久坐伤肉、久立伤骨、久行伤筋"的说法，过度劳累、久病、饮食不节虽然一开始未必会表现出"虚"的症状，但如果放任不管，久而久之就会造成气虚、血虚及五脏六腑的虚弱。

比如，年轻人工作压力大，经常加班熬夜，感到身体劳累，如果失于调养，可能会发展为肾虚；老年人常患有慢性病，久病必虚，如果久病不治，得不到良好的补养，必然会导致正气不足，病情复杂多变；很多女性为了苗条、美丽节制饮食、饥饱失调，容易导致脾胃虚弱、手脚冰冷，出现气血虚的症状。

在中医里，肾是生命的根，肾气为气之本，而肾精则是血之源，所以肾虚易导致气虚、血虚，而气虚、血虚日久又累及肾，此"三虚"在生理方面互相依存，在病理上又互为因果。人一旦出现"三虚"，对健康会有很大危害，必须及时调补。如能抓住"三虚"的连锁关系而联合调治，那么将收到事半功倍之效。

本书从肾、气、血与他脏的紧密联系入手，全方位地调养"三虚"，这也是中医养生的重要原则。相信本书一定会给广大读者带来新的启示。

最后，祝读者朋友们健康长寿！

2023 年 2 月

目录

第二章

虚不受补
你补对了吗

先调脾胃再进补

补，别进入误区

肾虚，先分清类型再补

气虚，辨清类型好调理

血虚，补心肝之血最关键

第三章

补虚养身的
32 种特效食材

补肾食材

补气食材

补血食材

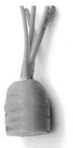

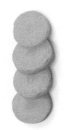

补肾益肾穴，养护生命之根

补气理气穴，抵御外邪侵袭

补血养血穴，滋养五脏六腑

9 个小动作，助你固护先天之本

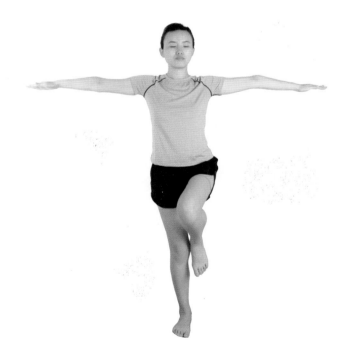

7 个小动作，瞬间使你神清气爽

养血小动作，赶走疲劳感

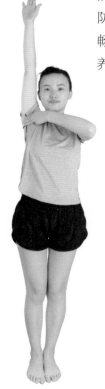

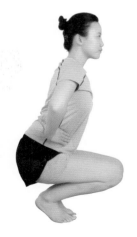

第七章

药房里能买到的

补虚强体方

经久不衰的补虚养气血名方

家中必备补虚养气血中成药

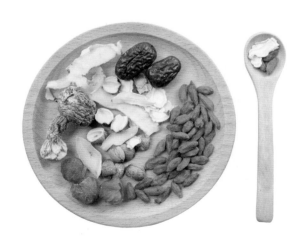

第一章

身体虚了 也就输了健康

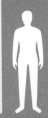

测一测你虚了吗

测一测你肾虚吗

☾ 是否肾虚一测便知

如果你的年龄还没到 50 岁，却已经在以下症状中发现 5 条及以上符合自己的情况，说明你的肾存在健康隐患了。

1. 不提重物，走到 3 楼就两腿无力；坐着看电视，超过 2 小时就感到腰酸。

2. 晚上起床上厕所 3 次以上，白天也有尿频现象。

3. 免疫力下降，容易感冒。

4. 性能力下降，经常感到疲惫不堪，对夫妻生活没有什么欲望。

5. 没有风湿或外伤，却感觉背部不适，胸部有紧缩感，肌肉和关节痛无定处。

6. 出现脱发现象，洗头后情况更严重。

7. 晚上经常失眠，即使睡着了也处于多梦状态，睡眠质量很糟糕。

8. 坐、蹲的时间稍微长些，直立后会感到两眼发黑、头晕耳鸣。

9. 无精打采，经常胸闷、气短，盼望早点回家休息，但上床后又睡不着。

10. 皮肤干燥，出现斑纹，脸上出现鱼尾纹、黄褐斑。

11. 月经不调，每个月都为此坐立不安。

12. 全身倦怠，注意力不集中，记忆力下降。

◖ 五个症状预示肾虚

哈欠连连，精力不足

肾为先天之本，肾主藏精，肾中所藏精气是人体生命活动的原始动力。肾精充足，则精力、体力充沛；肾精不足，人的精神和形体得不到充足的濡养，则神疲乏力，哈欠连连。

听力下降，耳鸣耳聋

在中医理论中，目、舌、口、鼻、耳与肝、心、脾、肺、肾五脏相对应。肾主耳，耳朵的听觉功能与肾气的盛衰密切相关，肾好听力就好。反之，当出现听力下降、耳鸣、耳聋症状时，可考虑为肾虚。

牙齿松动

肾主骨，骨靠肾精滋养，肾好骨才好。而齿为骨之余，所以，肾与牙齿有着密切关系。肾虚则骨失所养，牙齿就会不坚固，出现牙齿松动的情况。肾阴虚和肾气虚均会导致牙齿松动。

头发脱落或须发早白

从中医理论来说，发为肾之华，观发色可知肾气，肾气不足或思虑过度，头发都会受影响。正常情况下，40岁后会长白发，这是因为随着年龄的增长，肾的精气逐渐衰减，不能濡养头发，头发就会变白，这属于自然现象，也不需要治疗。但如果突然一段时间内头发变白，多是由肾虚或脏腑功能失调使气机紊乱造成，则要针对病因采取治疗措施。

腰部不适，记忆力下降

腰部是肾的"府邸"，肾精不足时，"府邸"供养不足，会出现腰痛等症状，一定要当回事。此外，记忆力下降，变得"贵人多忘事"，也提示你的肾精不足、髓海亏损。

测一测你气虚吗

☾ 如何辨识气虚

气虚是因元气不足而导致的以疲乏、气短、自汗等为主要特征的病症。简单来说，如果一个人对什么事情都没有兴趣，总觉得很累，说几句话就喘不过气来，还总出汗，但又不觉得热，那就应该是气虚了。

1. 肌肉松软不实，和别人爬同样层数的楼梯，容易气喘吁吁。

2. 平时讲话声音低弱，气短懒言，老是感到自己上气不接下气，气不够用。

3. 容易疲乏和出汗，只要体力劳动强度大就容易累。

4. 舌淡苔白，脉虚弱。

5. 免疫力下降，平常容易感冒，发病后难以痊愈，易患内脏下垂等。

6. 不耐受风邪、寒邪、暑邪、湿邪。

气虚体质和气虚的区别

气虚是中医的一个证型。可能你这段时间因为生病或者太累了，就会出现气虚的症状，等你病好了或者生活状态调整了，就不虚了。但气虚体质是一个长期气不足的状态（气虚主要是以元气虚弱为主），以气息低弱、脏腑功能状态低下为主要特征。

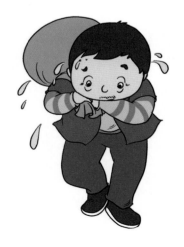

◖ 气虚的信号

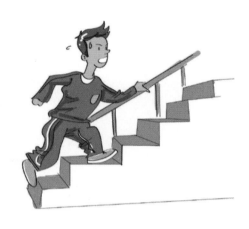

心气虚的信号

心气虚有什么表现呢？就是说话多一点，稍微劳累一点，就会觉得心慌、胸闷、气不够用，活动后症状加重，这是心气虚的一个信号。

脾气虚的信号

脾气虚的表现就是不想吃东西，吃下去不消化，腹胀，大便溏稀，这时候就要健脾。脾气虚很多时候是饮食不节造成的。

肺气虚的信号

肺气虚有什么特点呢？肺气虚患者最大的特点就是易感冒，咳嗽无力、气短而喘，或有自汗、畏风等表现。

肾气虚的信号

当肾气虚弱时，神疲、乏力、脉弱是肯定的。肾气虚最大的特点就是腰酸腿软，小便多，尤其是夜尿多。男性遗精滑泄，女性带下过多、崩漏，这时就要好好保养你的肾气。

从印堂发白看身体虚不虚

通过印堂看健康有一定道理，因为印堂处（两眉头连线的中点）被认为是一个精气元神聚集的地方，是人体气血运行情况的外在反映。如果印堂发白，有两种情况：一种是血虚，血不足印堂自然发白；另一种是气虚，气为血之帅，气虚后血液运行不畅，印堂就会发白。

测一测你血虚吗

评估一下你的情况，给自己打个分。以下 13 项如果总得分到了 60 分，就应该引起重视；如果到了 80 分及以上，就得注意在生活上调整了。

1. 月经（40 分） 这是女性体内血量是否正常的重要表现。如果近来发现月经量明显减少或天数减少（少于 4 天），或者月经量只是轻微减少，但周期推后 7 天以上，这样的情况持续了 2 个周期，就可以初步判断是身体里的血量发出警示。如果连续 3 个周期都是这样，就要抓紧时间调整了。
2. 眼部（5 分） 眼睛有干涩及疲劳感。
3. 头发（5 分） 头发干枯、分叉、早白、少量脱发。
4. 皮肤（5 分） 皮肤松弛，肤色整体偏暗，皮肤失去润泽、干燥并容易出现瘙痒，汗液少或无。
5. 睡眠（5 分） 睡眠较差，多梦。
6. 心脏（5 分） 经常出现心慌（心电图检查可能没有问题），尤其在劳累或运动后症状加重。
7. 头部（5 分） 头晕，仪器检查后仍不明病因，尤其在劳累或运动后症状加重。
8. 排泄（5 分） 便秘，大便相对较干。
9. 白带（5 分） 平时白带较少，感觉干燥，尤其在性生活时不够润滑。
10. 面色及唇（5 分） 面色要么苍白，要么枯黄。唇色往往以淡红色或淡白色为主。
11. 指甲（5 分） 在中医里，指甲是观察肝血是否充足的"窗口"。如果指甲变薄、变脆，或出现甲棱（指甲上有横纹或竖纹）及凹面等，提示血虚。
12. 手足（5 分） 正常人四肢末端的血液量也比较少，如果血不足，手足不能得到很好的供养，更容易出现手足麻木、无力的症状。
13. 记忆力（5 分） 记忆力下降，经常忘事。

现代人的
肾虚、气虚、血虚

肾虚到底是怎么回事

中医认为，肾在人体中的作用极为重要。"肾者，性命之根""人之有肾，犹树之有根"。肾在一定程度上决定了人体的生长发育、生殖及体质的强弱，是繁衍后代、维持人体正常生理功能的重要脏器，故被称为"先天之本"。

◖ 别混淆中医的"肾"和西医的"肾"

在中医的理论里，"肾"是个功能概念，并不单纯指实实在在的器官"肾脏"。它的功能范围涉及西医学里的内分泌系统、生殖系统、泌尿系统、运动系统、呼吸系统、神经系统、免疫系统等。

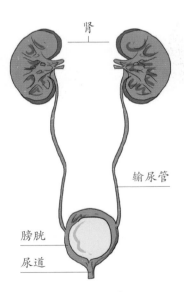

西医的"肾脏"只是身体中的一对器官，就是大家在右图上看到的那一对"扁豆"。它就像是一个 24 小时不停工作的"清洗工厂"。其通过输尿管与膀胱相连，它每天必做的工作是过滤血液，排出身体里的废物和多余的水分，形成尿液。接着，输尿管负责把尿液从肾脏运送到膀胱储存，每到一定时间就把它们通过尿道排出体外。

人体的泌尿系统由两个肾脏和一个膀胱及两条长长的输尿管和一个尿道组成。

7

中医的"肾脏"要抽象和复杂得多。中医认为，"肾"是主宰身体的动力源泉，决定着人一生的生长发育、生殖遗传、水液代谢、呼吸调节等。肾气足，则人的精神面貌好，呼吸深沉绵长，毛发乌黑亮泽，生长发育良好。

◖ 肾虚会累及他脏

中医认为，肾为脏腑之本，内寓元阴元阳，"五脏之阴气，非此不能滋；五脏之阳气，非此不能发"，诸脏之阴全赖肾阴以濡之，诸脏之阳全赖肾阳以温之，故五脏的健康都有赖于肾的健旺。如果肾虚，还会导致肺虚、心虚等。

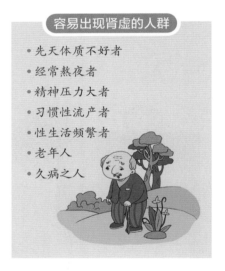

容易出现肾虚的人群

- 先天体质不好者
- 经常熬夜者
- 精神压力大者
- 习惯性流产者
- 性生活频繁者
- 老年人
- 久病之人

肾虚的典型表现

1. 腰酸痛、骨软无力，小便多，尤其是夜尿多。
2. 神疲乏力，耐力不足。
3. 生殖能力减退，男性性功能下降，女性闭经。
4. 欲望减退，健忘失眠，遇事易恐。
5. 发脱枯悴，齿摇稀疏，耳鸣耳聋。
6. 怕冷，脉弱。

◖ 肾虚 ≠ 肾病

肾病现在很常见，但得了肾病不代表你肾虚了。肾病单指肾这种器官不健康，得了肾炎、肾结石、肾结核、肾肿瘤等疾病，在西医中统称为"肾病"，症状包括血尿、蛋白尿、多尿、少尿等。

而中医所说的"肾虚"，实质上是人体的泌尿、生殖、内分泌、免疫、神经、血管、骨骼等诸多方面功能失常，导致人体出现不同程度的不适。

虽然，肾虚不等同于肾病，但二者又可以在人体内并存。得了西医的"肾病"可能表现出中医所说的"肾虚"，也可能不会，需要中医师作判断。如慢性肾炎患者病久了，大多有不同程度的肾虚表现。

气虚是怎么回事

人体脏腑、经络都是气活动的场所，所以脏腑、经络的一切活动，又无一不是气活动的体现。气的活动正常，脏腑、经络的生理活动得以保证；反之，脏腑、经络功能失于维系。因此，气虚常常是身体的预警信号，提醒你应该开始注重养生了。

☽ 生命活动有赖于气的作用

在中医的认知中，我们可以认为"气"是人体内运动不息且极细微的一种精微物质，是构成和维持人体生命的基本物质之一，它维持着脏腑功能。

从功能上讲，气在人体有推动、温煦、防御、固摄、气化等重要作用，即具有推动血液、津液的生成与运行，推动脏腑、经络生理活动的作用。说得形象点，"气"是人生命的动力和源泉，能推动血液的运行，使人体保持正常的温度，可以防御各种病邪入侵。

☽ 气的分类

气由肾中的精气、脾胃吸收运化的水谷之气和肺吸入的清气共同结合而成。按照生理分为脏腑之气、经络之气等，按照功能分为元气、宗气、营气、卫气等。

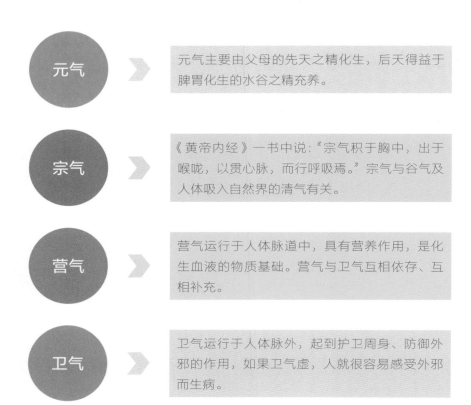

元气	➤	元气主要由父母的先天之精化生，后天得益于脾胃化生的水谷之精充养。
宗气	➤	《黄帝内经》一书中说："宗气积于胸中，出于喉咙，以贯心脉，而行呼吸焉。"宗气与谷气及人体吸入自然界的清气有关。
营气	➤	营气运行于人体脉道中，具有营养作用，是化生血液的物质基础。营气与卫气互相依存、互相补充。
卫气	➤	卫气运行于人体脉外，起到护卫周身、防御外邪的作用，如果卫气虚，人就很容易感受外邪而生病。

◖ 气虚会导致血虚

气血是相互作用的，气虚常会导致血虚，血虚常会有气虚的表现。所以，中医治疗血虚从不会单开补血药，不会只让患者吃阿胶、红枣、龙眼肉等，而是在上述补血药之外加上黄芪、党参之类的补气药，这样才能真正起到补血的作用。

◖ 气虚之证以补气为主

气虚之证，一般以补气为主，较少配补血药物。对于气虚人群，在日常饮食中可适当用补气类的药物做药膳，如人参、党参、太子参、北芪（黄芪）、南芪（五指毛桃根）、百合、山药、莲子等。

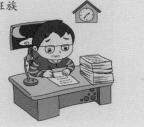
血虚、血瘀是怎么回事

中医认为，血液由营气和津液组成，具有营养和滋润的作用，其内注于五脏六腑，外滋于四肢百骸，是构成和维持人体生命活动的基本物质之一，故称"血液为生命之源"。

◖ 血的生成

血液以水谷精微为主要物质基础，在脾、心、肺、肝、肾等脏腑的共同作用下而生成。《黄帝内经》曰："中焦受气取汁，变化而赤，是谓血。"血液具有滋养全身、宁心安神、调节体温、维持阴阳平衡等功能。

◖ 血虚与血瘀

血在脉中循行，如环无端，运行不息，对各脏腑、组织、器官起着营养和滋润作用，以维持人体正常的功能活动。

中医认为，血虚是血循环失常的一种表现，不等同于西医的贫血。血虚是中医"虚劳"病症的一种，是多种原因所致的慢性虚弱性证候。中医的调治通常从心血虚和肝血虚两个方面入手进行辨证施治。

血虚可导致血瘀证，其他许多疾病的病程中也可出现血瘀证。久病多瘀，慢性病中更多见血瘀证。

瘀血既是病理产物，又是多种疾病的致病因素。瘀血形成之后，血液不仅失去濡养作用，而且反过来影响全身或局部血液的运行，产生疼痛、出血、经脉不通、脏腑发生症积及"瘀血不去，新血不生"等不良后果。

瘀血的病症虽然繁多，但有一些共同特点：

1. 有疼痛的表现，一般多刺痛，固定不移，且多有昼轻夜重的特征，病程较长。

2. 有肿块，肿块固定不移，较硬或有压痛。

3. 舌质紫暗或有瘀点、瘀斑，这是瘀血最常见、最敏感的指征。

瘀血致病相当广泛，常因瘀阻的部位和形成瘀血的原因不同而异。如瘀阻于心，可见心悸、胸闷、心痛等；瘀阻于肺，可见胸痛、咯血等；瘀阻于肝，可见胁痛、痞块等。

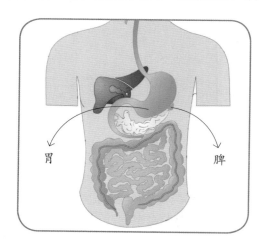

脾胃化生的水谷精微（营养物质）是血液生成所需的最基本的物质。

- 气虚者
- 贫血者
- 长期熬夜、失眠者
- 精神压力大、思虑过度者
- 经期及产后失血过多的女性

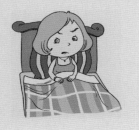

1. 面色苍白或暗黄、唇色淡白，缺乏血色。
2. 头晕眼花，心悸失眠，手足发麻。
3. 不耐体力与脑力劳动，脉象细软无力，缺乏精气神。
4. 女性行经量少、延期甚至经闭。
5. 易患精神情绪性疾患，如失眠、抑郁症、焦虑症、强迫症等。

- 父母是血瘀体质者
- 怀孕期间养护不当的女性
- 经常忧郁、不愉快者
- 生病时间太长者
- 长期久坐的脑力劳动者

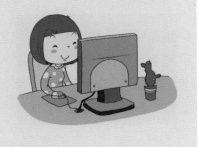

1. 面色晦暗，口唇黯淡或发紫。
2. 皮肤比较粗糙，有时在不知不觉中会出现皮肤瘀青。
3. 刷牙时牙龈容易出血，舌暗有瘀点或片状瘀斑，舌下静脉曲张。
4. 容易烦躁、健忘，性情急躁。
5. 女性多见痛经、闭经或经色紫黑有块、崩漏。

过劳久病，
现代人到底有多虚

易致体虚的生活习惯

◖ 暴饮暴食

现代人常会应酬，暴饮暴食后，食物会在短时间内需求大量消化液，明显加重脾胃的负担。暴饮暴食之后，机体需要更多的气血能量去完成体内的代谢和排泄，其实是很伤气的。

◖ 过食寒凉

有的人特别喜欢吃冷食、喝冰啤酒。脾胃消化食物，靠的是脾胃阳气，而冰冻寒凉最伤脾败胃，戕害阳气。中医认为，脾胃是气血生化之源，常食寒凉之物伤脾胃，自然就会影响到气血的生成。另外，血脉喜温恶寒，得温则行，遇寒则凝，因此寒凉饮食还影响血脉运行。

◖ 过度劳累

中医认为，经常工作到深夜、应酬频繁、旅途劳累、过量运动都会导致体内元气过度消耗。尤其是患有高血压、糖尿病、冠心病者，过劳往往造成气血逆乱，引发中风（脑卒中）。劳累还包括房事频繁的房劳。所以，房事过度者易导致肾气亏虚。

◖ 久坐久卧

《黄帝内经》记载，"五劳所伤：久视伤血，久卧伤气，久坐伤肉，久立伤骨，久行伤筋"。其中"久坐""久卧"最伤气血。

久坐不动容易使周身气血运行缓慢，肌肉松弛无力，进而加速肌肉的萎缩，从而引发一系列身体疾病，对全身各器官产生危害。"久卧伤气"是指长时间卧床，导致精神昏沉、萎靡不振，气机运行不畅。

警惕肾气虚

中医认为，身体疲惫是因为气血不足，体乏气虚。有的人劳累过度，只要好好休息一下就可以恢复了。可是，有些人的累不是休息一下就能缓解的，那就要仔细辨别了。

◖ 辩证看待乏累

工作繁忙的人有时会觉得提不起劲、身体劳累、记忆力减退，甚至常会觉得心情郁闷。这种情况不一定是虚，很有可能是工作压力过大影响身体，通过适当休息、合理调节即可调整过来。但如果这些症状持续了很长时间，则可能会导致心气亏虚、心阳不足、肾气不足等。当然，这些症状也有可能是其他原因造成的。例如，湿气重也会觉得提不起劲、身体困重虚弱、四肢乏力。因此，身心劳累并不一定意味身体一定"虚"了，需要辩证看待。

◖ 气虚尤其要避免肾气虚

当肾气虚弱时，神疲、乏力、脉弱是肯定的。那么这时就要好好保养你的肾气。肾虚不足，常会出现神疲力衰、气短不足、欲望减退、健忘失眠、齿枯发疏、耳鸣耳聋等，严重影响人们的生活质量和幸福指数。神疲劳累的人可以从以下两个方面来调理。

1. 房事要节制

房事不节制对肾精、肾气的伤害非常大，尤其夫妻到中年后，一定要注意房事的节制与和谐。当然，节欲保精并不是说不能有性生活，而是应遵循年龄的规律和夫妻的实际情况加以调节。性生活虽然没有统一的一周多少次最好的说法，但应以房事后的生理、心理感觉舒适、愉悦为依据，如果房事后第二天出现疲劳、头晕等感觉，就应减少次数。

2. 不要用脑过度

肾精生髓，脑髓靠肾精来濡养，用脑过度便会伤肾气。如很多头晕、健忘并不是脑的问题，归根结底是肾虚了。因此，用脑过度必须益肾，单纯健脑是不行的。补脑益肾的食品有核桃、桂圆、板栗、黑芝麻、桑枣、枸杞子、花生、豆制品、南瓜子、鱼等。建议上班族和老年人每天可以吃两三个核桃和桂圆，但别多吃，以免上火。

久病必虚，久病必瘀，久病及肾

中医认为，病情的发展和病程的延长，会导致"久病必虚""久病必瘀""久病及肾"的情况。

☾ 久病必虚

中医讲"久病无实""久病必虚"，慢性病一般会导致气血不足，需要用"补"的办法，如针灸、推拿、汤剂、食疗等，都是传统医学固护正气的有效措施。所谓固护正气，一方面，是补益脏腑的气血阴阳，增强物质基础，克服机体功能的衰退；另一方面，是消除继发性致病因素，通调经络，流畅气血。

☾ 久病必瘀

中医认为，"久病入络""久病必瘀""血停为瘀"等，久病卧床，容易造成气血周流不畅而致瘀。最简单有效的活血方式是加强运动，如太极拳、八段锦、五禽戏、散步等。穴位按摩也有助于推动血液运行，改善瘀血的情况。常用的按摩穴位有膻中、气海、血海、三阴交、膈俞、间使、太冲、合谷等，每个穴位分别按揉 3~5 分钟，每天做 1~2 次。做完后，可以把双掌搓热，在局部揉搓，能够更好地调理局部气血。或者艾灸足三里、三阴交、血海、曲池等穴，每个穴位灸 10~15 分钟，每天灸 1 次，同样可以改善瘀血情况。

◖ 久病及肾

各种慢性病随着病程的延长，肾虚出现的概率大大增加，有人对病程 8 年以上的 120 例慢性支气管炎、支气管哮喘、慢性肾炎、高血压、慢性肝炎患者进行中医辨证分析，发现肾虚者占 92%。补肾治疗后，有 85% 的患者效果显著。因此，中老年人要想让这些慢性病得到缓解，甚至防范复发，就需向中医师咨询，让中医师根据你的体质制订出一份有效的养肾方案，科学合理补肾强身。

脸色白、无光泽，血虚惹的祸

中医讲，面乃五脏六腑精华之会。如果气血充盈，面色就红润靓丽；如果气血不足，脸上皮肤就粗糙，没光泽，发暗、发黄或发白、发青、发红，重者还会出现黄褐斑等色素沉着。人只有气血充盈了，才会健康美丽。

◖ 以内养外，解决脸色问题

中医认为，人体的健康是建立在脏腑、经络功能正常，气血津液充足基础之上的。以内养外，肌肤才会呈现健康年轻态，换句话就是只有拥有健康的身体，才会拥有美丽的容颜。当遇到以下脸色问题时，可要注意调养身体了。

脸色问题	主要原因	饮食调养
脸色发黄	脾虚所致，健脾和胃可以改善脸色发黄的状况	平时多吃一些易消化的饮食，如在小米粥中加入红枣、莲子，具有健脾和胃、健脾益气的作用
脸色发黑	体内有瘀血可导致脸色发黑，肾虚有时也会导致这一情况	多吃一些补肾食品，如黑芝麻、山药、枸杞子等
脸色淡青	寒证、痛剧会导致脸色淡青	多吃一些温性食品，如羊肉，可以使症状得到改善
脸色发白	阳气不足、气虚、血虚可导致脸色发白	可吃当归生姜羊肉汤、红枣等

◖ 美容保养，重在滋阴养血

女人以血为本，经、孕、产、乳等各个生理阶段，均与血息息相关。血液，是女性美容最重要的物质基础。只有血液充足，眼睛才能视物清晰，肤色才能红润。总之，女性滋阴养血，方能年轻靓丽。

所以，女性可多食补血食品，如黑米、豆制品、动物肝脏、动物血、鱼、虾、鸡肉、蛋类、红糖、黑木耳、蘑菇、桑葚、红枣、龙眼肉、黑芝麻、花生、菠菜、胡萝卜、莲藕等。如能在食补的基础上，加上适当的药补（滋阴养血的有熟地黄、首乌、阿胶、龟甲胶、女贞子、墨旱莲等），则效果更佳。

血虚和贫血是不是一回事

不少女性朋友在得知自己血虚时，往往会以为患了贫血。事实上，血虚和贫血是两个不同的概念，对此需要认真区别，才能更有针对性地调理。

◖ 贫血是怎么回事

成年男性血红蛋白正常值≥120克／升，女性血红蛋白正常值≥110克／升，如果血红蛋白的浓度低于正常值，西医上就称为贫血。

◖ 血虚是怎么回事

中医所说的血虚，是对面色苍白或萎黄、头晕眼花、失眠多梦、妇女月经量少及闭经等一系列症状的概括。因为中医所指的血，不仅是血液，还包括肝脾系统的许多功能活动。

◖ 中医的血虚证，不等同于西医的贫血症

中医所说的血虚证，绝对不等同于西医的贫血症；但西医诊断的贫血症，则一般包括在中医血虚证的范畴内。

◖ 每周食用一次阿胶猪血汤，可补血虚

阿胶是传统的滋补上品、补血圣药，具有补血止血、滋阴润燥等功效，长期服用可补血养血、美白养颜、抗衰老。猪血中富含铁元素，蛋白质含量也较高，有利于补血。

◖ 贫血很难调，灸对穴位效果好

艾条悬灸足三里穴，能够促进全身气血运行，改善贫血症状。足三里穴位于小腿前外侧，犊鼻穴下3寸，距胫骨前缘一横指处，左、右小腿各一。

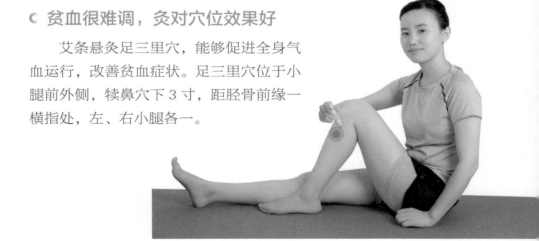

中医调养之道告别体虚

补元阳：增加生命动力

《黄帝内经》一书一直提倡"天人合一"的健康观，这样人可以随时得到天地之气的滋养。然而现代人的生活：出门有车，上班有办公室，休闲有剧院、酒吧，锻炼有健身俱乐部……天热开空调，而且很多年轻人从冰箱里拿出食物或饮料直接饮用，这样就会导致寒邪直接侵入脏腑。可以说，现代人和自然界接触少了，自然得不到天地之气的补充，人的元阳入不敷出，于是越来越虚，人也就没精神、倦怠、易疲劳。

◐ 元阳少了，衰老来了

《黄帝内经》记载，女子"五七，阳明脉衰，面始焦，发始堕"，而男子是"五八，肾气衰，发堕齿槁"。就是说，女子到35岁开始衰老，男子到40岁开始衰老。这也难怪，很多人二十几岁的时候很正常，可一过40岁就什么病都来了。

40岁左右，人开始衰老，元阳少了，又得不到补充，造成体虚，于是疾病就表现了出来。怎么解决？只有补元阳。

◐ 元阳来源于哪里

肾是人的先天之本、生命之源，人体的元阴和元阳都来源于它。"阳化气，阴成形"是中医经典《黄帝内经》对阴阳作用的高度概括。所以，固护元阳有非常重要的作用。

《黄帝内经》中说："阳气者若天与日，失其所则折寿而不彰。故天运当以日光明，是故阳因而上，卫外者也。"这句话可以理解成：阳气就好像天上的太阳一样，给大自然以光明和温暖，如果失去了它，万物便不得生存。人体若没有阳气，体内就失去了新陈代谢的活力，所以应固护阳气、抵御外邪，以葆生命活力。

☾ 顺应自然养阳气

我们要顺应自然，和天时相应，春天，阳气开始升发，夏天，是阳气最多的时候，这叫作阳长阴消。那么我们春夏就应该养阳，以借助天之阳气，长养我们人之阳气，如此方可事半功倍。

中医认为，身体之"窍"（七窍／九窍）被视为"气"的"门户"与"通道"，它们内根于"五脏"，外联于天地之气。由此可见，保持"孔窍"的通畅，乃补气的根本。

☾ 艾灸拯救流失的元阳

元阳虚的人，可常在家做温和灸（将艾条一端点燃，对准穴位或患处，距离皮肤 2～3 厘米熏烤，以局部有温热感而无灼痛感为宜，一般灸 10～20 分钟，以皮肤出现红晕为度），就是在关元、命门、足三里等几个穴位上做艾灸。《本草纲目》中记载艾草有纯阳之性，对元阳虚的人来说是大补的。元阳足了，人仿佛年轻了 20 岁，就什么病都没了。

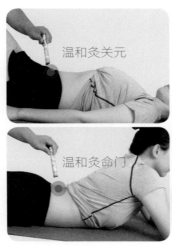

温和灸关元

温和灸命门

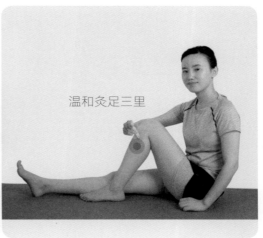

温和灸足三里

通经络：让气血畅行无阻

经络是气血的通道，经络通了，气血的运行就顺畅了。中医常说"通则不痛，痛则不通"，所以经络不通最典型的表现就是疼痛，如头部胀痛、肩膀酸痛等。当经络不通时，可通过运动、按摩等方法来疏通。

◐ 认识体内的经络

中医认为，人不仅有肉眼可见的血在脉管里流动，还有一种无形的能量（也就是气）在体内蓄积、流动。这种流动是有规律的，有着各自的节奏、方向、时间。这种能量流动经过的路线称为经络。经络是经脉和络脉及其连属部分的总称，是人体联络、运输和传导的体系。经，有路径的含义，经脉贯通上下，沟通内外，是经络系统中的主干；络，有网络的含义，络脉是经脉别出的分支，较经脉细小，纵横交错，遍布全身。如果经脉不通，或者脉络不畅，人的气血运行就会阻滞，轻则出现疼痛，重则出现麻痹，久而成患，形成癌肿。

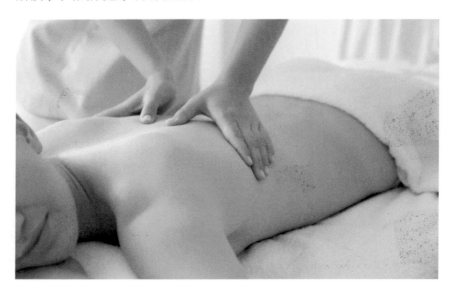

ᒐ 叩穴步行疏通经络

叩击穴位步行法，就是边走边叩击穴位。此法简便易行，老少皆宜，能通过穴位疏通经络，流通气血，既可以预防和改变"步履沉重"的形态，又有利于调和内脏，濡养全身，防病治病。

叩击穴位步行法，主要叩击胃经上的足三里（位于小腿外侧，外膝眼下3寸）、三阴交（位于内踝上3寸、胫骨内侧缘后方）、血海（位于大腿内侧，在膝内缘上2寸处）3个穴位。

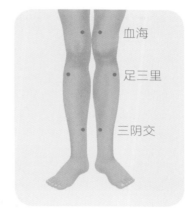

中老年人可根据自己身体状况，选择上述穴位中的1~3个，走一步叩一下，连做3~5分钟，逐渐增至10分钟。叩击的轻重和次数自行掌握。

ᒐ 敲胆经养气血

在中医理论中，"少阳为枢"，足少阳胆经上下贯穿身体，就像掌管门户开合的连接轴一样，是气机升降出入的枢纽，对各个脏腑功能都有调节作用。大腿外侧正是胆经循行之处，轻敲此处，可刺激胆经上的穴位，使血气上升，滋养肝、肺等重要脏器。

敲胆经的方法很简单，沿着大腿外侧正中的裤缝线，轻敲至膝盖侧面即可，可坐在椅子或床上，握拳或用保健锤等进行操作。敲打时，可以从大腿外侧根部开始，自上而下慢慢敲打至膝盖侧面，再反向敲打回大腿根。每天1~2次，每次敲打2~3分钟，以每秒大约两下的节奏敲打，可有效刺激穴位。敲打时不要太用力，以自我感觉力度足够且不会造成伤害为宜，感觉大腿外侧轻微发热、发麻即可。

调气血：气血平衡百病不生

气血运行正常，则人体各种生理活动就能正常运行；气血运行失常，则人体生理活动就不能正常运行，就会处于病态。

⸜ 气血相互依存，相互为用

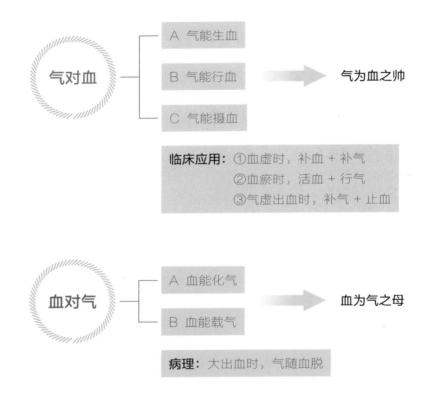

气对血
- A 气能生血
- B 气能行血 → 气为血之帅
- C 气能摄血

临床应用：①血虚时，补血＋补气
②血瘀时，活血＋行气
③气虚出血时，补气＋止血

血对气
- A 血能化气
- B 血能载气 → 血为气之母

病理：大出血时，气随血脱

◖ 气血不调，五脏皆病

一旦气血不调（气虚血瘀、气滞血瘀等），势必会对五脏六腑产生不利影响，五脏六腑受到影响，就会导致人体出现眼干目眩、脱发耳鸣、腰膝酸软等症状。如果不及时调理，五脏六腑势必长期受到伤害，出现病理性损伤，引发各种慢性病。

由于气血紊乱而发生的疾病，常见的有脑梗死、冠心病、心肌梗死、高血压、血管炎、肝炎、肝硬化、肾炎、肾纤维化（肾脉气血瘀滞）、关节炎等。这些疾病除局部病灶的瘀滞外，大都还有全身性的气血瘀滞情况。

◖ 保持气血畅通的秘诀

人体气血是循着经络运行的。中医认为，"心主血脉""人心动，则血行诸经"。语句虽简，道理却明。

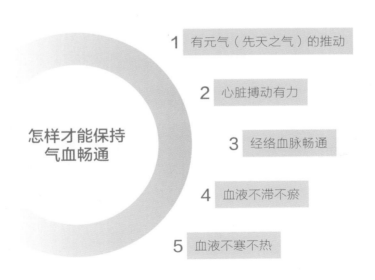

怎样才能保持气血畅通

1 有元气（先天之气）的推动

2 心脏搏动有力

3 经络血脉畅通

4 血液不滞不瘀

5 血液不寒不热

◖ 亏虚气血怎么补

气血不足	可补食物	可选中药
气虚	山药、百合、黄豆、蚕豆、刀豆、豇豆、豌豆、赤小豆、南瓜、丝瓜、苹果、樱桃、荔枝、红枣、菱角、蘑菇、糯米、粳米、小米、大麦、荞麦、板栗、榛子、莲子、花生、白扁豆、淡菜、鲫鱼、泥鳅、青鱼、章鱼、黄鳝、鳜鱼、黑鱼、墨鱼、鲅鱼、带鱼、鲳鱼、黄花鱼、鲈鱼、蛋类、乳鸽、鹌鹑、鸡肉、兔肉、牛肉、黄羊肉、驴肉、猪肉、猪脑、猪肾、羊肚、动物心脏、海参等	人参、西洋参、太子参、党参、黄芪、茯苓、白术、黄精、炙甘草、五味子、灵芝等
血虚	猪肝、牛肝、牛筋、牛肉、羊肉、羊肝、羊胫骨和脊骨、羊奶、鸡肝、鹿肉、母鸡肉、鸡蛋黄、活鱼、火腿、黄鳝、红糖、蜂蜜、莲子、小麦、胡萝卜、龙眼肉、葡萄、红枣、菠菜、榛子、花生、黄豆、猪心等。（含铁量较多的食物有：黑鲤鱼、黑木耳、海带、紫菜、咖喱粉、芝麻酱、田螺、鸡血、淡菜、苋菜、虾、南瓜子、黑芝麻、黄豆、黑豆、藕粉、茼蒿、雪里蕻、海蜇、菠菜等）	熟地黄、当归、何首乌、阿胶、白芍、枸杞子、柏子仁等

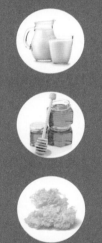

第二章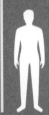

虚不受补
你补对了吗

先调脾胃再进补

很多时候即便身体真的虚了，也不能一上来就补，而应先调理脾胃，固护胃气，在这个基础上再补，才能真正起到作用。

能否进补关键在脾胃

脾胃是气血生化之源，元气之本，人体一切生命活动和脏腑功能均依靠气血的供应。明代著名医学家张景岳提出"养生要以脾胃为先"的观点，把脾胃作为调补身体的基础和轴心。脾胃之所以是生命健康的轴心力量，主要是因为人体的生命活动有赖于脾胃输送的营养物质。所以，受补还是不受补，关键在脾胃。只有脾胃功能正常，消化吸收能力才好，进补才能有效。

不受补的人怎么调

素体脾虚的人经常食少腹胀、少气懒言、大便溏稀、肢体倦怠、面色萎黄、舌淡苔白，脉缓弱。这样的人应在进补前吃一些健脾的药，如参苓白术散、人参健脾丸之类，也可多用山药、白扁豆、薏米、白术等炖肉吃。在脾胃功能有所恢复、脾不虚时再进补，才能正常消化吸收。

老年人及儿童消化功能比较弱，胃常有积滞宿食，出现不思食或厌食，进食后胃部饱胀，口臭便臭，苔腻脉滑实。这时应先消食和胃再进补。方法是饭前先服陈皮、山楂、神曲等开胃药，饭后可服香砂养胃丸，也可适当服用平胃散或保和丸。平常可用炒谷芽、炒麦芽泡水喝。

补，别进入误区

不明体质，盲目进补

每个人的体质不一样，虚证有气虚、血虚、阴虚、阳虚等不同。若不经辨证，或辨证失误、诊断不明，可造成补而不当，结果往往事与愿违。

⊂ 不虚无须进补

中医对进补有一个基本的原则，就是《黄帝内经》中说的"虚则补之，实则泻之"。不虚的人不能补，补出问题来，那可真是费力不讨好。

比如有一种"人参滥用综合征"，就是说没有气虚之证，盲目用人参进补，可能会补出很多毛病来，如全身起疹子、瘙痒、头晕、血压升高、发热、出血、过度兴奋、精神错乱等。

⊂ 进补要辨证

即使一个人真的"虚"，也要分清是什么类型的虚，是气虚、血虚，还是阴虚、阳虚。只有了解清楚，才能有的放矢。气虚者补气，血虚者补血，阴虚者补阴，阳虚者补阳，气血两虚者气血双补，阴阳两虚者阴阳双补。

用药不精当，身体吃不消

选药不精，理应清补而用滋润，理当峻补而选甘缓，或药力过猛，或药量太大，身体难以承受，也会出现不良反应。

❻ 久虚不能峻补

在选用补品时，还须注意补药的效力。补药有峻补和缓补之分，峻补类药物，如人参、鹿茸、附子等应慎用，使用时须遵守医嘱并严格控制剂量。需要注意的是，久病久虚不能峻补，须先益气养阴，佐以温通，缓缓补之，否则易耗伤气阴。

❻ 慎用"偏方、秘方"

不少人喜欢用民间偏方，但在使用民间偏方前，一定要弄明白其中药物的通用名称和成分，警惕某些药物对肝肾的毒性及不良反应。如"朱砂煲猪心"是民间广为流传的偏方之一，被认为可以治疗冠心病。但朱砂中含过量的汞（水银），汞为重金属，会引起肝脏、肾脏功能严重受损，肝肾功能不全者不能服用。黄药子（薯蓣科植物黄独的块茎）常见于一些游医治疗慢性支气管炎的"秘方"中，但其中含有毒素，对肝肾功能有影响，不能久服。

所以，在服用偏方、秘方时，要顾及药物的功能和宜忌。同时，注意选择正规医院的医师，防止病急乱投医，误信不实的广告和"医托"。

❻ 切莫盲目服用保健品

生病的人身体相对虚弱，亲戚、朋友都希望通过保健品让他们身体尽快好起来。所以，很多患者的床头柜，都被海参、燕窝、冬虫夏草等各种保健品塞满。有的患者一天服用五六种补品，导致食欲下降、饮食不足，结果一检查，反而有气血不足的表现。因为不吃主食，就没有水谷精微，气血就不足。保健品不可能立竿见影，一般要服用很长时间才能显效，且仅具有调理功能，补充前最好咨询医师或营养师。

认为肾虚是男人的"专利"

一提到养肾，多数人都以为是男人的事。其实，这是一种误区，女性也同样需要养肾。肾是先天之本，且藏精，主生长、发育和生殖，女性朋友一生的成长、发育、生殖、衰老各个阶段生理过程，可以说都与肾气盛衰有密切的关系，而且女性朋友一些特有的生理现象，如月经、白带、胎孕、分娩、哺乳等也与肾中精气密切相关。

◖ 女人同样需要补肾

女性一旦肾虚，则很快出现精神疲惫、反应失敏、记忆力下降、腰酸腿软、形容枯槁、下眼睑颜色暗淡、耳郭颜色焦枯、头发早脱、骨骼脆弱等。

另外，很多妇科疾病，如月经不调、痛经、白带量多质稀、胎动易滑、痛经闭经、性功能减退、乳腺增生、子宫肌瘤、更年期综合征等都与肾虚有关。特别是现代白领女性，工作压力大，生活没规律，大多有不同程度的肾虚。因此，女人更需要养肾。

◖ 男女皆以肾为根

肾为水火之宅，肾中阴阳相互依存、相互制约，以维系女性体内阴阳平衡。肾病的调理和治疗应滋阴平阳，助阳谐阴，以"和"为贵，勿过用燥补、滋腻之品。

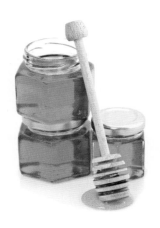

在日常饮食方面，应当多吃一些润燥滋阴、滋肾润肺的食品调理身体，如蜂蜜、山药、牛奶等。选择补肾药物最好以温和调理为主，避免因身体原因"虚不受补"。

滥用补肾壮阳药

目前，"补肾壮阳"已经成了一种时尚。中医认为，引起阳痿的原因还有很多，如肝气不疏、气血瘀滞、气血不足等，肾阳亏虚只是其中一种。因此，壮阳补肾只是治疗阳痿的一种方法。所以，不要擅自去买"补肾壮阳"药，更不要轻易听信街头游医或无证小报的"壮阳"特效药宣传广告。

现代医学认为，所谓的"壮阳补药"大多含刺激神经性药物成分。这些药物或许对于某些人来说，可以收到立竿见影的效果，但药毒沉积在体内，有诸多的毒副作用，有害人体健康。因此，补肾要有针对性，要从调整人体整个的阴阳平衡去考虑，不要人为地破坏。

◖ 补肾重在平衡阴阳

中医学强调气血调和、阴阳调和。如果你本来很健康，却盲目滥补，只会将体内的阴阳平衡打破。所以，历代医家养生虽重补肾，但一定得从平衡阴阳出发。东汉医圣张仲景创制肾阴肾阳双补的肾气丸；宋代著名儿科专家钱乙减去肾气丸中的补肾阳成分，发展成专补肾阴的六味地黄丸；明代杰出医学家张景岳指出，补肾当以补肾精为主，平衡肾之阴阳。

◖ 强肾巧用食补

肾病证候常有阴阳虚实、虚实夹杂之分，多与心、肝、脾、肺互相影响而病。故调理和治疗时应谨记脏病、腑病、久病、大病，穷必及肾，务必厘清孰脏、孰腑的寒热虚实，识别病变的前因后果，再行调理治疗。勿滥用补肾壮阳的膏方、药物。

俗话说："药补不如食补。"好多食品就有补肾的功效，要想强肾，不如多吃些补肾的食物，如常吃些山药、核桃、黑木耳、黑豆、乌鸡、韭菜、羊肉等。

服用滋补膏不忌口

服用滋补膏期间应注意忌口，不食生萝卜，不饮浓茶。如服用清肝、利湿、和胃类膏剂时，应忌姜、葱、酒、蒜和辣椒等辛温燥热食品；服用去风湿、温经通络等膏剂时，应避免生冷瓜果、蟹、海带等寒性食品；服用止咳化痰、清热凉血等膏剂时，应忌食油腻生冷之品，以免生热、助湿、生痰。另外，当感冒发热时，应停服膏滋药。

补品越贵越好

在不少人眼里，价格越昂贵的补品滋补效果越好，其实，也未必。高价补品大多是加了一些价格昂贵的中药材，如龟甲、鳖甲、冬虫夏草、藏红花等。然而，没有针对性地用药，一般不会显出特殊效果。所以说，补品的价位高低并不能代表滋补的效果。

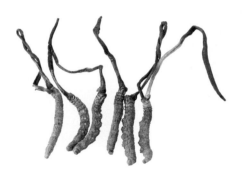

只进补不锻炼

有的人觉得，吃了这么多补品就不用锻炼了。然而，医生对人们提出忠告："生命需要运动，只有配以必要的体育锻炼，营养补剂才能更好地发挥作用。"因为营养补品的吸收和利用，需依赖人体健全的消化吸收功能。有的人不爱运动，胃肠消化功能差，代谢利用率低，即使进补营养品，也不能很好地消化和吸收。运动能改善胃肠的功能，加快新陈代谢，促进消化和吸收。

用补品代替三餐

人体对营养的摄取，主要是靠一日三餐，而绝不能仅仅依靠营养补剂。补品只能用于调养虚弱的体质，机体的营养供给，还得让位于五谷、五果、五畜、五菜等日常生活所必需的饮食。现代营养学证明，只有一日三餐饮食均衡，才能使你的营养均衡。

骨头汤补钙

家属为了让骨折患者的骨骼更好地生长，喜欢熬骨头汤给患者喝。其实，骨头汤并没有这些家属想象得这么好，对骨骼生长起到的作用很弱。骨头汤中钙的含量并不多，而且并不太容易溶解到汤里，远远不能满足一个成年人每天摄入 800 毫克左右钙的需求。骨头汤的营养价值也远不及牛奶，250 毫升牛奶中的钙可以提供约 250 毫克的钙，骨头汤里脂肪很多，不适合高脂血症患者。所以，即使病情只允许吃流质食物，骨头汤也不是首选，反而牛奶、鸡蛋汤、豆浆、鸡汤等相对更好。

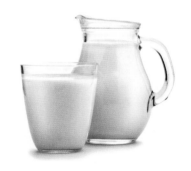

只补血不补气

中医认为，气为血之帅，血靠气的推动才能正常运行。因此，如果只补血，不补气，仍会引起血虚。所以，血虚的人常要补气。

◖ 血虚先补气

中医治疗血虚从不会单开补血药，也不会只让患者吃阿胶、生地黄、红枣、龙眼肉，而是在上述补血药之外加上黄芪、党参之类的补气药，这样才能真正起到补血的作用。

最常用的补血中药要数当归。中医有一个经典的补血方：当归补血汤。此方由"金元四大家"之一的李东垣创制，仅两味药，当归、黄芪按照1∶5的比例组方。之所以补血的当归用量比补气的黄芪要少许多，在于中医对气血关系的认识。气血一阳一阴、一动一静、一刚一柔，而且互为依存、互相转化，所以补气生血，是补血的本法。中医认为，在大量失血之后，如果单纯补血，血不能速生，而是要益气救阳，急固无形之气，气生则血生，实际的临床应用也验证了此理论。

◖ 女人应气血双补

女人一生因月经、妊娠、分娩、哺乳等特殊生理期而数伤于血，因而在生理上常表现出"有余于气，不足于血"的特点，故有"血是女人的本钱""守得一份血，就留住一份青春"之说。

因血为女性之本，女性常气血不足，故平日应重补血养血，同时加以调补脾气以化生气血。应遵循药补不如食补、依体质特点进补的原则，注重饮食调理，以食养气血。尽量选择药食两用的食品，如阿胶、龙眼肉、荔枝、红枣、赤小豆、红花生、山药、莲子肉、黑芝麻、黑木耳、红糖等养血补血。切忌使用辛温燥血、耗血动血的食品和药品。除了用阿胶之类的经典补血药，也需要补中益气丸、人参健脾丸等补脾气的中成药以补气生血。

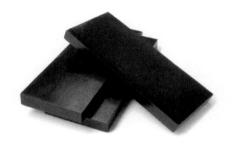

肾虚，先分清类型再补

肾阴虚证

肾阴作为一身阴气之源，具有滋养、濡润各脏腑，充养脑髓、骨髓，并制约阳亢之功。肾阴虚证是指由于肾阴亏损，失于滋养，虚热内生所表现的证候，多由久病伤肾、先天体质虚弱不足、房事过度、过服温燥劫阴之品所致。

◖ 肾阴虚的表现

❶ 五心（胸、两手心、两足心）烦热。

❷ 口干舌燥、眩晕耳鸣、失眠健忘。

❸ 男子遗精早泄，女子经少经闭。

◖ 肾阴虚怎么吃

【食补】黑木耳、黑芝麻、黑豆、桑葚、甲鱼、牡蛎、动物骨髓等。

【药补】枸杞子、玉竹、女贞子、六味地黄丸等。

♨ 滋补药膳方

用桑葚和枸杞子煮粥吃，对补肾阴虚也有不错的效果。桑葚枸杞子粥的做法是：桑葚50克，枸杞子10克，在锅中放入适量的大米，然后将桑葚、枸杞子清洗干净后放入锅中，中火煮半小时左右即可食用。

肾火是怎么回事

人体一旦出现肾阴虚表现，则为水亏不能制火，阴不涵阳，会导致"肾火"。所有"肾火"都是虚火。服用六味地黄丸，不仅可降肾火，还不会败性。从滋阴降火、补肾益精的角度来说，推拿2个穴位值得一试。

第一个是照海穴（位于足内侧，内踝尖下方凹陷处）。按压时，感到酸、麻、胀。一般5～10分钟即可。

第二个是涌泉穴（足底部，蜷足时足前部凹陷处）。将拇指放在穴位上，用较强的气力揉20～30次，然后换脚施行。

肾阳虚证

肾阳，为人身阳气产生之源泉。肾阳又称为元阳、真阳、真火、命门之火、先天之火等，对人体脏腑、组织、器官具有温煦、气化、推动作用，为一身阳气之根。肾阳虚证是指由年高肾衰、久病伤阳、房劳伤肾等原因，损伤肾中阳气而出现肾阳亏损所表现的证候。

☾ 肾阳虚的表现

① 畏寒怕冷，虽然环境不是很冷，但仍觉得手脚冰凉。

② 起夜次数增多，影响睡眠。

③ 稍受寒受凉，就容易出现咳嗽、感冒、腹泻。

④ 腰膝酸冷，阳痿，面色淡白。

☾ 肾阳虚怎么吃

【食补】 羊肉、虾、泥鳅、童子鸡、荔枝、龙眼肉、韭菜等。

【药补】 鹿茸、肉桂、淫羊藿、肉苁蓉等。

🍵 滋补药膳方

山药300克（去皮），芡实200克（去外壳），粳米500克，韭菜子100克（研细末）。净水适量，先将米煮熟，再将山药、芡实与煮熟的粳米混合煮成粥，然后加入韭菜子末搅匀。空腹随意服食。此粥能补脾肾，益气血，壮肾阳。脾肾阳虚、腹泻、遗精、阳痿、早泄、腰酸肢冷者可常食。

晨泄并非仅因肾阳虚

晨泄就是每天早晨天亮之前即肠鸣泄泻，属中医学"久泄"范畴，又名"五更泄"。清代医家张璐在其所著的《张氏医通》一书中说："五更泄，是肾虚失去闭藏之职也。"大多医家认为，本病致病原因主要是肾阳虚，命门火衰，不能温养脾胃，故也称"肾泄"。所以，晨泄历来多责之于肾阳虚不能温煦脾土所致，常用四神丸类治疗。治疗中多随症加入党参、白术、茯苓、山药等健脾之品。

然而并非所有晨泄都为肾阳虚，肝郁脾虚、心脾阳虚、肺郁不宣也可导致晨泄，可见五脏都能导致晨泄，治疗上也非只温补肾阳一法。

肾气虚证

肾气，即肾精化生之气。肾气决定着机体的生长发育和生育。因此，小儿发育迟缓和某些不孕不育，都是肾气不足的表现。进入老年，由于肾气开始衰减，人的形体逐渐衰老，不仅丧失了生育能力，而且头白牙松，弯腰驼背，步履不稳，耳聋失聪，面憔无华。中医里，肾气不固症和肾不纳气症，均属肾气虚的范畴。

◖ 肾气虚的表现

① 面色淡白，舌淡苔薄白。

② 腰膝酸软，听力减退。

③ 男性出现滑精或早泄，女性出现白带清稀量多、胎动易滑。

④ 咳喘气急，语声低微，神疲倦怠，自汗。

◖ 肾气虚怎么吃

食补 板栗、猪肾、羊肾等。

药补 山药、菟丝子、杜仲、人参、大补元煎丸等。

❦ 滋补药膳方

羊肾1个，大米100克，调味品适量。将羊肾洗净，去筋膜，切细；大米淘净，放入锅中，加清水适量煮粥，待熟时调入葱白、姜末、胡椒、盐、味精等调味品，再煮一二沸即成，每日1剂。此粥益肾阴，补肾气，壮元阳。对肾虚劳损、腰背冷痛、足痿腰弱、耳聋耳鸣、尿频遗精、视力下降等，均有效验。

肾气不固与肾不纳气

肾气不固和肾不纳气，均属肾气虚的范畴，即以肾气虚为共同的病理基础。故具有腰膝酸软、神疲倦怠、舌淡苔白、脉沉弱的共同症状。两者均有劳伤肾气的病因，但前者常可见于老年肾衰或小儿肾气未充，后者常有久病咳喘的病史。

肾气不固，治疗宜补肾益气固摄，方用桑螵蛸散（《本草衍义》）；肾不纳气，治疗宜补肾纳气，方用参蛤散《圣济总录》或都气丸《症因脉治》）。

肾精亏虚证

精是生命起源，肾精是精气神的根本，精化气，气化神，肾精充足才能气充神旺，身体健康而尽享天年。先天禀赋不足，或后天劳欲耗精，或久病损伤肾中精气，均能导致肾精亏虚证。"醉以入房，以欲竭其精，以耗散其真"（《黄帝内经·素问》）。

肾精亏虚的表现

① 小儿发育迟缓，身材矮小，囟门迟闭，骨骼痿软，智力不聪。

② 男性精少不育，性功能减退。

③ 女子经闭不孕，早衰。

④ 思维迟钝，动作迟缓，足痿无力，精神呆钝等。

⑤ 眩晕，耳鸣或耳聋，目昏，发脱齿摇，健忘。

肾精亏虚怎么吃

食补 海参、淡菜、牡蛎、蛤蜊、泥鳅、核桃、雀肉等。

药补 山药、黄精、熟地黄、枸杞子、阿胶、金锁固精丸等。

滋补药膳方

取乌骨鸡1只，北黄芪50克，冬虫夏草15克。将乌骨鸡去毛及内脏，刮洗干净，切块，与北黄芪、冬虫夏草一同放入锅内加水炖，待鸡肉熟后，加调味品饮汤食肉。北黄芪可补气、养血、益肾、益精髓。《本草纲目》记载，乌骨鸡"可补虚劳，益产妇，治女人崩中带下，一切虚损诸病"。现代医学研究认为，乌骨鸡对治疗妇科病大有帮助，同时能治疗男子性功能低下、遗精、滑泻等病症。此方补肾虚的功效颇佳。

护好脚，固肾精

平时足部很容易受到寒气的侵袭，因此要特别注意足部保暖。睡觉时，别把脚晾在外面，不要将双脚正对着空调或电扇吹。足底有许多穴位，睡前按揉脚心涌泉穴100下，可起到养肾固精的功效。

除选择宽松、柔软、保暖性能好的鞋袜之外，易出脚汗者，鞋内还应放上吸湿性较好的鞋垫，并用盐水洗双脚。

气虚，辨清类型好调理

心气虚证

心气虚证是指由心气不足，心功能活动减退，无力鼓动血液运行所表现的心悸怔忡、气短、自汗、乏力等症状。年老阳气虚衰，或久病重病，或思虑劳伤太过，都可导致阳气亏损，心气也虚。若心气虚发展，可累及心阳，形成心阳虚证，也可累及肺，形成心肺气虚证。

☽ 心气虚的表现

① 心悸怔忡，自汗。

② 胸满，气短，动则加剧。

③ 血供迟缓，心神不宁。

④ 神疲乏力，面色白，舌淡苔白，脉弱。

☽ 心气虚怎么吃

食补 龙眼肉、猪心、莲子、小麦等。

药补 山药、西洋参、百合、柏子仁、酸枣仁、生脉饮等。

🌿 滋补药膳方

甘草10克，红枣5枚，小麦10克。将三药用冷水浸泡后，用小火煎煮，共煎煮2次，合并煎液。每日2次，早、晚温服，喝汤食枣。凡心气不足（心悸怔忡）者皆可食用本汤。

心火旺盛是怎么回事

心火太旺，可出现心烦易怒、面赤口干、口舌生疮（反复口腔溃疡）、失眠、小便短赤等表现。预防心火，关键是要保持良好的心情，少生心事、烦事。多食蔬菜、水果，少食辛辣之物。可用莲子心、灯心草、黄连等药物清心泻火，如冰糖莲子汤、竹叶灯心草饮。

夏季是人体心火旺盛的季节，吃点苦味食品即能泄暑热，可健脾利胃、恢复胃纳运的功能。苦味入心经，可降泄心火，苦味之阴又能调整夏季之阳热。夏季吃苦瓜、莴笋、杏仁、荞麦、苦菜等都有助于泻火。

脾气虚证

脾气虚证是指脾气亏虚，运化失职，气血化生乏源所表现的腹胀、便溏、食欲减退、面色萎黄等症状。多因饮食不节，饥饱不调，或思虑劳倦，或年老体弱、脏气虚衰，或慢性疾患，消耗脾气所致。脾气虚常见于溃疡病、慢性肠炎、慢性胃炎、胃下垂、脱肛及消化不良等病症。

☾ 脾气虚的表现

① 食欲减退，腹胀，进食尤甚，大便溏薄，肠鸣。

② 倦怠乏力，肌肉消瘦。

③ 少气懒言，面色萎黄。

④ 轻度水肿。

⑤ 舌淡苔白，脉濡缓。

☾ 脾气虚怎么吃

食补 牛肉、黄羊肉、土豆、小米、红枣、板栗、南瓜、豆腐、黄花鱼等。

药补 山药、黄芪、党参、白术、甘草、茯苓、白扁豆、补中益气丸、人参健脾丸等。

♨ 滋补药膳方

北箭芪（黄芪的上品）60克，黄牛肉250克，调料适量。北箭芪切片，洗净，装入纱布袋内，扎紧袋口备用；黄牛肉切块后洗净。将药袋与牛肉块放入砂锅，加水及调料共炖至牛肉烂熟，去药袋，吃肉喝汤。此方有补气血、长肌肉、增力气和促使病后康复的功效。主治脾胃虚弱、肌肉萎缩、肌无力等。

内脏下垂是怎么回事

中医认为，内脏下垂多因中气（脾气）下陷，脏腑升举维系无力或不能升举。

内脏下垂的人，宜选食有补气作用的食物，如小米、土豆、香菇、猪肚、牛肉、鸡肉、黄花鱼、胡萝卜、蜂蜜等；宜进食一些容易消化吸收的食品，食物不宜粗糙，加工尽量精细。

胃下垂的人还可以多做腹部运动：取仰卧位，两臂前举，收腹。上体尽量抬起，同时两腿伸直尽量举高，停10秒后还原。

肺气虚证

肺气虚证是指由肺气虚乏，宗气不足，肺卫气虚，卫表不固所致的咳喘无力、少气、咳痰稀白、自汗畏风等症状。久病咳喘，耗伤肺气，或素体禀赋虚弱，气之生化乏源，或劳累过度，元阳亏耗，皆可形成肺气虚证。

☾ 肺气虚的表现

① 面色白，声低懒言，神疲乏力。

② 咳喘无力，遇劳加重，气少不足以呼吸。

③ 易感冒，自汗畏风。

④ 咳痰清稀色白。

⑤ 舌淡苔白，脉虚弱。

☾ 肺气虚怎么吃

(食补) 猪肺、糯米、鹌鹑、菱角、蘑菇等。

(药补) 山药、人参、黄芪、银耳、蜂蜜、百合、冬虫夏草、灵芝、补中益气丸、参苓白术散等。

🥣 滋补药膳方

取冬虫夏草3克，老鸭1只，将冬虫夏草放于老鸭腹内，加水炖熟即可食用。本药膳可起到补虚损、益肺肾、止喘咳的作用。

肺火盛是怎么回事

体内有肺火，可有咽干疼痛、咳嗽胸痛、干咳无痰或痰少而黏、口鼻干燥、气粗而喘甚则鼻翼翕动、胸痛等表现。

可适当吃一些性偏寒凉的食物，如白萝卜、银耳、大白菜、梨、苹果、枇杷，多饮水。可尝试百合红枣粥、冰糖煮梨水、凉拌鱼腥草等。中医多用黄芩、桑白皮、桑叶、沙参等药物清肺火。

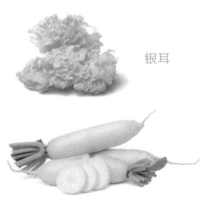

银耳

白萝卜

血虚，补心肝之血最关键

心血虚证

心血虚证是指心血不足，心神失养所导致的心悸怔忡，少寐多梦及血虚证候。各种出血所致的血液丢失过多；病后失养、饮食劳倦，损伤脾胃；素体虚弱，或大病久病，耗伤气血；思虑太过，暗耗心血，均可致心血日损而形成心血虚证。

☾ 心血虚的表现

①心悸怔忡，失眠，多梦。

②眩晕健忘，心绪不宁。

③面白无华，爪、甲、唇、舌淡白。

④舌质淡，脉虚无力。

☾ 心血虚怎么吃

食补 动物血、红枣、莲藕、葡萄、驴肉、红糖、花生、胡萝卜等。

药补 当归、熟地黄、阿胶、阿胶补血膏等。

♨ 滋补药膳方

紫米50克，红枣12枚，枸杞子30克，红糖30克。洗净红枣、枸杞子、紫米，共煮粥，粥成时加入红糖调匀。每日1次，早、晚分服。有养肝补血、补肾固精、丰肌泽肤的功效，适用于缺铁性贫血、面色苍白、皮肤较干燥及身体瘦弱者。体胖者忌食此粥。

心阴虚与心血虚的区别

心阴虚和心血虚，就其症状来讲，两者都有心悸怔忡、少寐多梦等心神失养的证候。不同在于，前者具有明显的虚热，如手足心热、口干咽燥、颧红等；后者具有明显的血虚，如面白无华，爪、甲、唇、舌淡白等。

心阴虚导致的心神不宁，可用茯神15克、龙眼肉10克、冰糖适量泡水饮。

肝血虚证

肝血虚证多因脾胃虚弱，化源不足，或因失血过多，久病重病，失治误治伤及营血，使肝血亏虚，肝失所藏，筋、目、爪甲、肌肤失于肝血濡养从而表现为证候。常见头晕眼花、两目干涩、爪甲不荣、肌肤麻木等症状。肝血虚证在脏腑言，多与脾胃相关，气血生化气源，而失血过多，又是肝血虚证的常见病因。

☾ 肝血虚的表现

① 面色无华，两目干涩及视物不清或夜盲。

② 手足震颤，关节拘急。

③ 失眠多梦，易惊醒。

④ 肢体麻木，爪甲不荣。

⑤ 女子多见月经量少、色淡、月经后期，甚则闭经。

⑥ 舌质淡苔白，脉弦细而涩。

☾ 肝血虚怎么吃

食补 动物肝脏、黑芝麻、黑木耳、桑葚、鸡肉、鸡蛋黄、墨鱼、菠菜等。

药补 当归、何首乌、白芍等。

♨ 滋补药膳方

猪肝300克，枸杞子20克，葱、姜、盐、黄酒各少许。将猪肝洗净切片，同枸杞子一起放入砂锅内，加入少许葱、姜、盐，加水适量，大火烧开，改小火慢炖1小时。起锅前，将黄酒兑入原汤少许，汤汁明透即成。此汤补肝肾，补血，明目，主治肝肾两虚之近视、弱视，老年眼花。

肝阴虚与肝血虚的区别

肝阴虚与肝血虚均属肝之阴血不足的病变，具有眩晕、耳鸣、目干、视力减退、脉弦细等共同症状。肝阴虚，既有肝血虚的表现，又有虚热的表现；而肝血虚以单纯血虚为主，不见有虚热的表现。

肝阴虚与肝血虚，就其症状而言，都有胁痛，前者是灼热疼痛，后者是隐隐作痛。肝阴虚与肝血虚均可因病情逐渐发展而致虚劳或虚风内动。

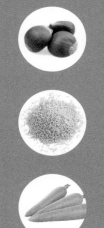

第三章

补虚养身的
32 种特效食材

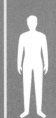

补肾食材

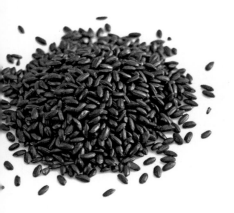

黑米

滋阴补肾的"药米"

性味：性平，味甘。
归经：脾、胃经。
功效：滋阴补肾、益气强身、暖胃益中、健脾活血、补肝明目。

🌿 民间滋补方

民间常以黑米和红枣一起熬粥，待黑米熟烂，再加入红糖，以滋阴养血，治疗产后体虚、多汗，帮助产妇恢复体力。

黑米，因其外皮乌黑而得名，是一种具有诸多保健功效的珍贵稻米。中医认为黑米有"滋阴补肾，健身暖胃，明目活血，清肝润肠，滑湿益精，补肺缓筋"等显著的药用价值，对腰膝酸软、头晕目眩、贫血白发、夜盲耳鸣等症疗效尤佳，长期食用还有延年益寿的作用。

◖ 最补肾的吃法

煮粥 黑米的营养成分多聚集在黑色皮层，为了更多地保存营养，黑米往往不像大米那样精加工，经常是在脱壳后以"糙米"的形式直接食用。因而其口感较粗糙，做成米饭食用时尤其明显，因而更适宜煮粥食用。

◖ 食用提醒

煮黑米粥时，最好预先将黑米浸泡一下，充分吸收水分有利于尽快变软。为了避免黑米中所含的色素在浸泡中溶于水，最好在浸泡之前清洗时用冷水轻轻淘洗，注意不要揉搓。另外，泡米用的水要与米同煮。

◖ 营养搭配

✔ **黑米＋大米** 开胃益中，适用于产后体虚者。

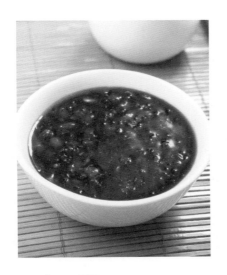

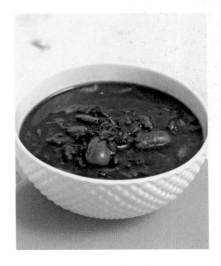

黑米豆粥

（材料） 黑米 100 克，赤小豆 50 克。

（做法）

1. 将赤小豆和黑米洗净，清水浸泡 5 小时以上。
2. 将黑米、赤小豆及泡米水一起倒入锅中，补上足量清水，待大火煮沸后，改小火煮至熟透即可。

（功效） 黑米有滋阴补肾、益气强身的作用；赤小豆利水消肿，补血养身。两者一起煮粥食用，可起到补肾益气血的功效。

黑米龙眼红枣粥

（材料） 黑米 100 克，龙眼肉 10 枚，红枣 4 枚。

（做法）

1. 将黑米和红枣洗净，放入清水中提前浸泡一晚。
2. 将黑米、龙眼肉、红枣及泡米水一起倒入锅中，补上足量清水，待大火煮沸后，改小火煮至熟透即可。

（功效） 黑米滋阴补肾、益气强身；龙眼肉补益心脾、益气活血；红枣健脾养胃、养血安神。三者一起煮粥食用，可滋阴补血。

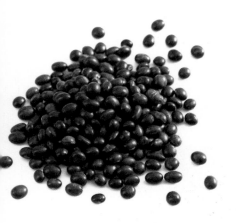

黑豆
补肾乌发

性味：性平，味甘。

归经：脾、肾经。

功效：补肾强肾，养血平肝，补虚乌发，美容养颜等。

🌿 民间滋补方

黑豆放入锅中干炒至熟，放凉后加入没过豆子的醋，待黑豆把所有的醋吸收后即成醋泡黑豆。这是民间治疗肾虚的经验方，有美容、减肥、补肾、明目、乌发等功能。

黑豆入肾，既可以补充肾气，也可以滋养肾阴，是最常见、最有效的补肾强肾食物。肾虚的人经常食用一些黑豆，有调中下气、解毒利尿的功效，可以有效地缓解尿频、腰酸、女性白带异常及下腹部寒凉等症状。

☾ 最补肾的吃法

整粒煮着吃 黑豆洗净浸泡后，加清水、盐和调料煮熟，或与其他菜做成凉拌菜，既清爽又营养；也可以平时当零食吃，坚持 1 个月左右，补肾养肾的功效会非常明显。

黑豆浆 黑豆单独或与黑芝麻、花生、黑米等一起打成豆浆饮用，不仅可以有效补充蛋白质，还可以补肾养颜。

粥汤 黑豆浸泡后与大米等谷类一起熬煮成粥，或是与排骨、鸡、鸭等一起煲汤食用，也都是非常不错的补肾吃法。

☾ 食用提醒

黑豆做豆浆补肾时，喝完豆浆，豆渣最好也不要浪费。可以加入一些面粉或玉米粉一起做成饼食用，以免浪费其中的营养。

☾ 营养搭配

✔ **黑豆 + 黑芝麻** 养肾益精，明目乌发。

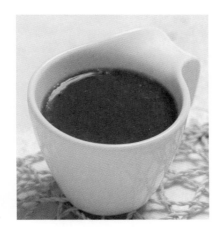

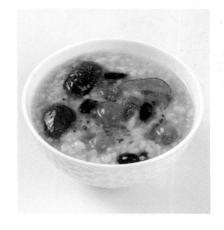

芝麻花生黑豆浆

材料 黑豆 30 克，花生 20 克，黑芝麻 10 克。

做法

　　黑豆、花生洗净后，提前浸泡一夜，然后与洗好的黑芝麻一起放入豆浆机中，开启"五谷豆浆键"，待制作完成后即可食用。

功效 这款豆浆非常适合女性饮用，具有乌发养发、润肤美颜、滋补肝肾、养血通乳的作用。

黑豆桂圆红枣粥

材料 桂圆肉 15 克，黑豆 30 克，红枣 3~5 枚，大米 60 克，糖桂花适量。

做法

1. 黑豆用水浸泡至发胀；红枣洗净，切开去核；大米洗净，浸泡 30 分钟。

2. 黑豆放入锅中，加适量水，大火烧沸后，转小火慢慢熬煮至五分熟时，加入红枣及大米，继续熬煮至黑豆软烂熟透时，加入桂圆肉稍煮片刻，停火后闷 5 分钟左右，调入糖桂花即可。

功效 御寒保暖，增强体质。

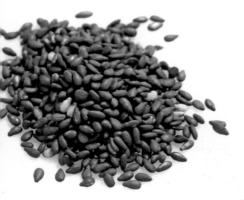

黑芝麻

补肾益精血的滋补佳品

性味：性平，味甘。

归经：肝、肾、大肠经。

功效：滋补肝肾、养血益精、明目生发、润肠通便、益脑生髓等。

🌿 民间滋补方

黑芝麻一直是民间补肾的佳品，但要少量长期食用。一个常见的小方法是，把黑芝麻炒熟后研成粉，每天早上起床后和晚上睡觉前半小时各吃一汤匙（约20克）即可。

中医认为，黑芝麻有滋补肝肾、益精生精、养血明目、润燥乌发等功效，最适宜肾虚所致的腰酸腿软、头昏耳鸣、发枯发落及早年白发、大便燥结者食用。明代缪希雍在《本草经疏》中记载："芝麻，气味和平，不寒不热，补肝肾之佳谷也。"

◖ 最补肾的吃法

九蒸九晒芝麻丸　这是我国古代最常见的一种黑芝麻补肾吃法。将黑芝麻洗净后，放在蒸笼上蒸熟，然后晒干；再蒸一遍，再晒干。反复蒸晒九遍后，外层的皮自然脱落，将剩下的芝麻仁炒香，捣300次，再用白蜜或枣泥调和，做成直径约2厘米的丸子。每天早晨经细嚼慢咽后，用好黄酒送服一丸即可。

黑芝麻糊　把黑芝麻炒熟后，研成粉末状，加水调成黑芝麻糊食用是一种最有利于其营养吸收的吃法。

◖ 食用提醒

因为芝麻仁的外面有一层稍硬的膜，只有把它碾碎，其中的营养素才能更好地被人体吸收。炒制黑芝麻时千万不要炒煳。此外，慢性肠炎、便溏腹泻者不宜食用。

◖ 营养搭配

✔ **黑芝麻 + 核桃**　补肾益脑。

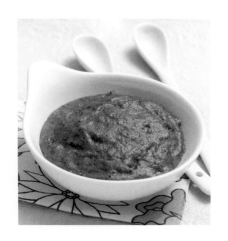

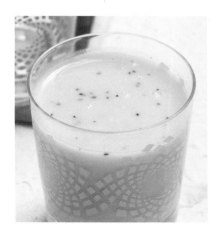

黑芝麻糊

材料 黑芝麻 300 克，糯米粉 150 克，白糖适量。

做法

1. 黑芝麻用小火炒熟、炒香，盛出晾凉，放入搅拌机中打磨成黑芝麻粉，装入干净的瓶中；炒锅内倒入糯米粉以小火炒至颜色微黄，盛出晾凉，另取干净的瓶子装入。

2. 将炒制好的黑芝麻粉、糯米粉和白糖装入杯中，加入适量开水搅拌至糊状即可。

功效 补益肝肾，益气养血。

牛奶黑芝麻豆浆

材料 黄豆 50 克，牛奶 100 毫升，熟黑芝麻 15 克。

做法

1. 黄豆用清水浸泡 8～12 小时，洗净；熟黑芝麻碾碎。

2. 将黄豆和熟黑芝麻倒入全自动豆浆机中，加水至上、下水位线之间，按下"豆浆"键，煮至豆浆机提示豆浆做好，加入牛奶搅拌均匀即可。

功效 补肝肾，益精血，补虚损，益肺胃。

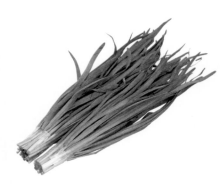

韭菜

拯救肾阳虚的"起阳草"

性味：性温，味甘、辛。

归经：肝、胃、肾经。

功效：温补肝肾、助阳固精、温中行气、行气散血、解毒、健胃提神、止汗固涩等。

🌿 民间滋补方

韭菜子10克，择净，研为细末备用。大米100克，淘净，加清水适量煮粥，待熟时，调入研细的韭菜子、盐等，煮为稀粥服食，每日1剂。补肾助阳，固精止遗，健脾暖胃。适用于脾肾阳虚所致的腹中冷痛、泄泻或便秘。

韭菜有一个非常响亮的名字——"起阳草"，又称壮阳草、还阳草。《本草拾遗》上说："韭能温中下气，补虚益阳，调和脏腑。"《日华子本草》上说韭菜能"止泄精尿血"。所以，日常食用韭菜有补肝肾、助阳、固精的作用，春冬季食用还能祛风除寒。

☾ 最补肾的吃法

炒食 韭菜常用来炒着吃，和鸡蛋、豆芽、豆皮、虾、鱿鱼、瘦肉等一起炒食，不仅味道爽口鲜美，也是最适于补肾的一种做法。

馅料 韭菜洗净、切碎后，与肉馅、鸡蛋、虾皮等一起调馅，做成饺子、包子、馅饼等，不仅是民间最常见的美食，温通肾阳效果也是非常好的。

☾ 食用提醒

炒韭菜时要注意掌握火候，宜急火快炒并迅速起锅，不可加热过久，以免破坏其营养与味道。炒熟的韭菜放置隔夜后不宜食用，因为韭菜中含有硝酸盐，炒熟放置过久后硝酸盐会转化为有毒的亚硝酸盐，人吃后易出现头晕、恶心、腹泻等症状。韭菜虽好，但也不宜多吃，因其粗纤维较多，多食不易消化吸收。

☾ 营养搭配

✔ **韭菜＋鸡蛋** 补肾行气，适用于肾虚者。

推荐食谱

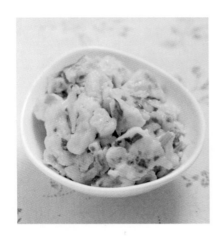

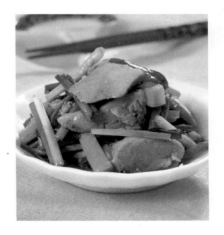

韭菜摊鸡蛋

材料 韭菜 150 克，鸡蛋 3 个，
盐 3 克，植物油适量。

做法

1. 韭菜择洗干净，并切成小段；鸡蛋打成蛋液。

2. 将韭菜段放入蛋液中，加盐搅匀。

3. 炒锅置于火上，倒油烧至六成热，将韭菜鸡蛋液倒入，摊至熟了即可。

功效 韭菜有温通肾阳的作用，鸡蛋可补中益气，两者一起食用，有很好的温中行气作用。

韭菜胡萝卜炒羊肝

材料 羊肝片 400 克，韭菜段 200 克，胡萝卜条 75 克，盐、酱油、料酒、胡椒粉、植物油各适量。

做法

1. 羊肝片用沸水焯烫并沥干，用酱油、料酒腌渍；炒锅置于火上，倒油烧热，放入羊肝片煸熟，盛出待用。

2. 原锅倒入胡萝卜条和羊肝片翻炒，加入韭菜段翻炒片刻，放入胡椒粉、盐略炒，盛出即可。

功效 补益肝肾，益精养血。

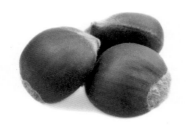

板栗
补肾壮腰的佳品

性味：性温，味甘。
归经：脾、胃、肾经。
功效：养胃健脾、补肾强筋等。

🌱 民间滋补方

糖炒板栗是民间最常见且老少都很喜欢的一种食物，每天两餐间当作零食吃上7~10个，细细嚼碎。补脾养肾效果较好。

板栗对人体的滋补功能，可与人参、黄芪、当归等媲美，素有"干果之王"的美誉。中医认为，板栗有补脾健胃、补肾强筋、活血补血的功效，尤其适用于肾虚患者，对腰膝酸软、食欲减退、小便频多、慢性腹泻等症都有良好的效果。孙思邈说："栗，肾之果也，肾病宜食之。"

◖ 最补肾的吃法

生食 每天早晨和晚上，把新鲜的板栗放在口中细细咀嚼，直到满口白浆，然后一次又一次地慢慢吞咽下去，就能收到更好的补益效果。中老年人可以养成每日早、晚各吃风干的生板栗5~10个的习惯。

炖煮 板栗直接煮食，或是与鸡肉、白菜等一起炖食，抑或是与大米等五谷类一起煮成粥，都是非常不错的吃法。

◖ 食用提醒

板栗生吃难消化，熟食又容易滞气，一次不宜多吃，以免引起胃腹饱胀，有上火症状者尤其不宜多吃。

板栗易引起消化不良，脾胃虚弱、消化功能较弱者及风湿病、便秘等患者不宜食用。

◖ 营养搭配

✔ **板栗 + 鸡肉** 补益脾肾，补血养身。

推荐食谱

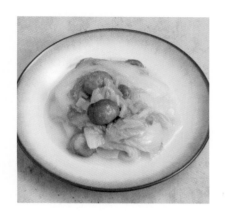

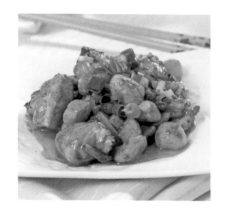

板栗扒白菜

材料 白菜段 250 克，板栗肉 100 克，盐、葱花各 3 克，水淀粉、高汤、植物油各适量。

做法

1. 板栗肉放油锅炸至金黄色捞出。
2. 锅中倒油烧热，放葱花炒香，下入白菜段煸炒，放盐、板栗肉，加高汤烧开，焖 5 分钟，用水淀粉勾芡即可。

功效 改善肾虚导致的黑眼圈、面色暗等情况。

板栗焖仔鸡

材料 净仔鸡 1 只（约 400 克），生板栗 100 克，葱花、姜片、花椒粉、酱油、料酒、白糖、盐、植物油各适量。

做法

1. 净仔鸡洗净，斩块，焯透，捞出；生板栗洗净，煮熟，取肉。
2. 锅内放油烧热，加葱花、姜片和花椒粉炒香，倒入鸡块和板栗肉翻炒均匀，加酱油、料酒、白糖和适量清水大火煮沸，转小火焖至鸡块熟透，用盐调味即可。

功效 益气养血，补肾健脾。

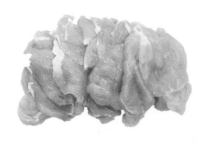

羊肉
补肾壮阳的上品肉食

性味：性温，味甘。
归经：脾、胃、肾经。
功效：补虚祛寒、温补气血、养肾益精、暖中补虚、开胃健身、补中益气。

🌿 民间滋补方

民间有一种非常简单的制作羊肉的方法叫葱爆羊肉，即羊肉切薄片，与大葱、洋葱、大蒜等一起大火爆炒，不仅味道可口，营养丰富，补肾壮阳的效果也得以大大增强。

中医认为，羊肉有补肾助阳、暖中祛寒、温补气血、开胃健脾的功效。《本草拾遗》中将羊肉与人参相提并论，认为它是温补、强身、壮体的肉类上品。《本草纲目》中说："羊肉能暖中补虚，补中益气，开胃健身，益肾气，养胆明目，治虚劳寒冷，五劳七伤。"适用于肾阳不足、腰膝酸冷、腹中冷痛等症状。

◖ 最补肾的吃法

煲汤、焖炖或煮粥 羊肉可以和花生、黄豆、豆腐、萝卜、大葱、生姜、枸杞子、龙眼肉、大米等一起煲汤、焖炖或煮成粥食用。这些吃法不仅可以最大限度地保留其营养成分，同时秋冬季食用，养身补肾的效果也最佳。

涮羊肉 涮羊肉不仅可减少羊肉的膻味，也能使人吃得更舒心，当然补肾的效果也是不错的。但需要注意吃肉的同时，还要多吃一些银耳、萝卜、白菜、冬瓜、梨等生津润燥的配菜。

◖ 食用提醒

绵羊肉性热，有发热、牙痛、眼红、口舌生疮、咳嗽吐黄痰等上火症状者不宜食用；高血压、肾病，尤其是患肝病的老人应慎食。

◖ 营养搭配

✔ **羊肉＋萝卜** 补肾壮阳，消积化滞。

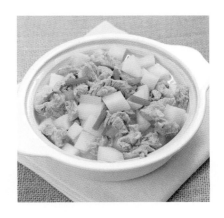

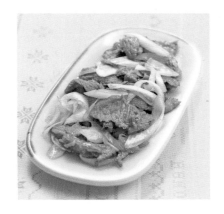

萝卜羊肉煲

材料 羊肉400克，白萝卜
200克，葱段、姜片各
20克，花椒、盐、香
油各适量。

做法

1. 羊肉和白萝卜洗净，切块。

2. 锅置于火上，加水烧开，
放入羊肉块焯水，撇去浮
沫，捞出洗净。

3. 砂锅加水置于火上，将羊
肉块、白萝卜块、葱段、
姜片、花椒放入砂锅中。
水开后改小火慢炖至肉酥烂，
加入盐、香油调味即可。

功效 滋补肾阳。

葱炮羊肉

材料 羊腿肉片300克，大葱
100克，姜丝、蒜片各
5克，酱油、料酒各10
克，盐3克，花椒粉、
植物油、香油各适量。

做法

1. 羊肉片加酱油、料酒、盐、
花椒粉拌匀；大葱洗净，
切段待用。

2. 锅内放油烧热，放入姜丝、
蒜片煸炒，放入羊肉片，
大火爆炒，待羊肉变色，
放入葱段炒至肉熟，淋入
香油即可。

功效 益气补虚，温中暖胃，补
肾壮阳。

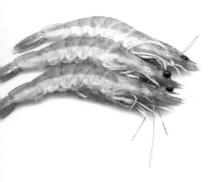

虾
补肾壮阳
性味：性温，味甘。
归经：脾、肾经。
功效：补肾壮阳、抗早衰、养血固精、益气通络等。

🥣 民间滋补方

将 600 克虾洗净，剪去头须，除净肚肠。再将虾与适量绍酒一同煮 2 分钟，根据自己喜好，适当加调味品。浸泡 1 小时后可以食用。主治肾虚、性功能减退等。

中医认为，虾有补肾壮阳、化痰开胃的功效，适用于肾气虚弱、肾阳不足所致的腰腿软弱无力，或阳痿，或不育等症。《本草纲目》中说："虾味甘性温，作羹，下乳汁；煮之，壮阳道，吐风痰。"现代营养学认为，虾含锌，锌对维护男性生殖系统正常结构和功能有重要的作用，尤其适合男性食用。

☾ 最补肾的吃法

水煮　虾的一个最简单、最常见的吃法就是直接加盐水煮食用，又名盐水虾、白灼虾。这种做法不仅可以很好地保持虾原本的味道，还可以最大限度地保留其营养成分，是一种非常好的补肾吃法。

炒食　鲜虾洗净后，或是取虾仁，与韭菜、芦笋、芹菜等一起炒制后食用。不但补肾效果好，而且营养更丰富、全面。

☾ 食用提醒

虾背上的虾线是虾的消化道，里面是未排泄完的废物，吃到嘴里有泥腥味，会影响食欲，所以应去掉。

腐坏变质的虾不可食。色发红、身软、掉头的虾不新鲜，不宜吃。

☾ 营养搭配

✔ **虾 + 韭菜**　温肾壮阳，益气补精。

推荐食谱

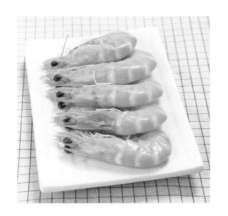

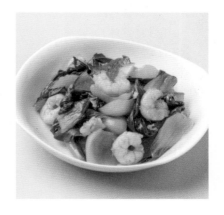

盐水虾

材料 虾300克，葱段10克，姜片、盐、花椒、黄酒各适量。

做法

1. 将虾剪去须爪，洗净沥干备用。

2. 锅中加适量水，大火烧开后，先加入葱段、姜片、盐、花椒烧至香气散发，然后放入虾，加入黄酒，烧至沫起，去浮沫，捞起盛入盘中（或连汤一同倒入汤碗中）即可。

功效 补肾壮阳，适用于肾虚所致的性欲减退、腰膝酸软、体乏及产后缺乳等症。

虾仁油菜

材料 油菜200克，虾仁100克，蒜末10克，盐3克，植物油、香油适量。

做法

1. 油菜洗净，切长段，焯烫，控干；虾仁洗净控干。

2. 炒锅内放油烧热，爆香蒜末，倒入虾仁炒至变色，放入油菜段翻炒，加盐、香油炒熟即可。

功效 壮腰健肾，补钙，通乳。

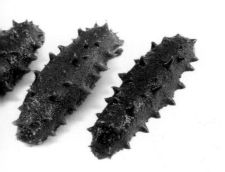

海参
补肾气，益精血

性味：性温，味甘、咸。

归经：肺、肾、大肠经。

功效：补肾益精、滋阴健阳、补血润燥、消痰利湿、调经祛劳等。

🌿 民间滋补方

民间常将少量海参切碎后放入鸡蛋中，一起做蒸蛋羹，其中也可以加入黑木耳、葱花等其他食物。不仅补肾养肾，还有很好的滋阴养血效果，适合女性、老人和儿童食用。

海参又名海鼠、木肉，海产八珍之一。中医认为，海参有补肾益精、除湿壮阳、养血润燥、通便利尿、美颜乌发的作用，为肾阴肾阳双补之品，凡肾虚之人皆宜食之。清代乾隆年间所著《本草从新》称海参"补肾益精，壮阳疗痿"。

《随息居饮食谱》中则说："海参能滋阴补血，健阳润燥，调经养胎利产。"

⊂ 最补肾的吃法

煲汤煮粥 海参味道比较淡，用海参煲汤或煮粥，如果用鸡汤、骨头汤等鲜香的汤来配它，不仅口感好，营养也会更丰富。

凉拌 海参泡发后，切成薄片，加入蒜泥、大葱、黄瓜等凉拌后食用。不仅味鲜爽口、肉质细嫩，还有较好的祛暑效果，极适合于炎炎夏日食用。

⊂ 食用提醒

海参性滑利，脾胃虚弱、痰多、便稀、感冒、咳嗽、气喘等患者不宜食用海参，会生痰。

海参中蛋白质含量较高，为避免加重肾脏负担，有慢性肾病患者应少食、慎食。

⊂ 营养搭配

✔ **海参 + 羊肉** 补肾益肾，滋阴健阳。

✔ **海参 + 枸杞子** 补肾养身，尤其适合肾虚者。

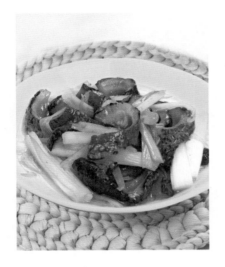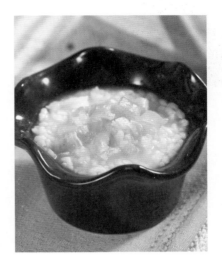

葱烧海参

材料 水发海参200克，葱段、葱油各50克，姜片5克，料酒、酱油各15克，盐3克，葱姜汁、水淀粉各适量。

做法

1. 水发海参洗净，焯烫，捞出；葱段炸香。
2. 锅中倒葱油烧热，倒酱油、料酒、葱姜汁、姜片、海参炖10分钟，加葱段、盐，用水淀粉勾芡即可。

功效 补肾益精。

海参粥

材料 干海参30克，大米100克，葱、姜、盐适量。

做法

1. 干海参泡发，洗净，切碎，加水煮烂。
2. 大米洗净，与煮烂的海参一起放入砂锅中，加适量清水，待大火煮沸后，转小火熬20~30分钟，以米熟烂为度。
3. 调入葱、姜、盐即可。

功效 补肾益精，滋阴补血。

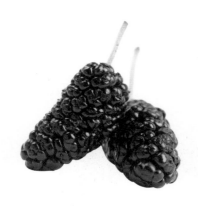

桑葚

滋肾阴又补血

性味： 性寒，味甘、酸。
归经： 肝、肾经。
功效： 补血滋阴、生津润肠、乌发明目、美肤养颜等。

民间滋补方

民间常以桑葚酿酒，或是用桑葚泡酒，平时经常适量饮用一些，有补益肝肾、滋阴养血、生津润燥等作用，尤其对肝肾阴血不足及津亏消渴、肠燥等症较好。

桑葚，又称桑果、桑枣。成熟的果实色泽紫黑，入肝、肾经，有滋补肝肾、养血生津、润肠通便、驻容颜、抗衰老的作用。《滇南本草》中说："桑葚益肾脏而固精，久服黑发明目。"清代王孟英说："桑葚滋肝肾，充血液，健步履。"肾虚之人，尤其是肾阴不足者，食之最宜。

最补肾的吃法

桑葚粥 桑葚（鲜品、干品均可）与糯米一起煮成粥，最后加入适量冰糖即成一份可口又营养丰富的补益粥品。老年人肝肾不足、阴血两虚时，可经常食用。此外，头晕目眩、视力减弱、腰膝酸软、须发早白及肠燥便秘等症，均可食用。

桑葚汁 新鲜桑葚直接榨汁，或是与葡萄、乌梅等一起榨汁后，直饮或是温水冲饮，口感较佳。

食用提醒

桑葚性寒，经期女性要少吃；脾胃虚弱易腹泻者也要慎吃。成熟的桑葚含糖量很高，糖尿病患者应忌食。

营养搭配

✔ **桑葚 + 龙眼肉** 补肾养血，尤适用于面色苍白者。

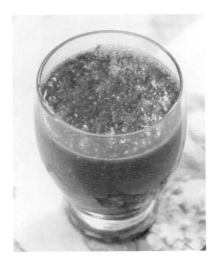

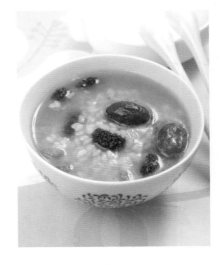

桑葚葡萄乌梅汁

材料 桑葚、葡萄共 100 克，乌梅 50 克，蜂蜜适量。

做法

1. 桑葚洗净；葡萄洗净，去皮、去籽，切碎；乌梅洗净，去核，切碎。

2. 将上述食材放入果汁机中搅打，打好后加入蜂蜜调匀即可。

功效 补肾养血，乌发润发。

杞枣桑葚粥

材料 枸杞子 10 克，桑葚 15 克，红枣 3 枚，大米 100 克，白糖适量。

做法

1. 将枸杞子、桑葚、红枣洗净；大米淘洗干净，浸水备用。

2. 将大米放入锅中煮至八分熟，放入剩余材料煮熟，用白糖调味即可。

功效 补肾补血。

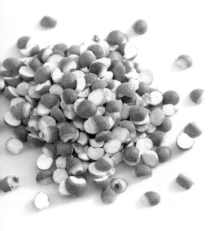

芡实

固肾涩精，补中上品

性味：性平，味甘、涩。

归经：脾、胃、肾经。

功效：益肾固精、补脾止泻、除湿止带。

🌿 民间滋补方

民间常以芡实磨粉，配以红枣、龙眼肉、核桃仁等，煮成粥糊，不仅是营养丰富的早餐粥，同时对于慢性泄泻、小便频数、梦遗滑精、妇女带多、腰酸等也有一定防治效果。

中医认为，芡实的主要功用是补脾止泻、固肾涩精。其作用缓和，微寒而不伤胃，益脾而不滋腻，是滋养强壮、健脾止泻、益肾固精之良药，适用于肾虚遗精、滑精、遗尿，脾肾两虚所致的白带过多等症状。《神农本草经》将芡实列为补中上品，认为它能"益精气，令耳目聪明，久服轻身不饥，耐老神仙"。

☾ 最补肾的吃法

煮粥 芡实分为生用和炒用两种，其中生芡实以补肾为主，很适合同大米、薏米、红枣、龙眼肉等一起熬粥食用。做粥时，最好是以小火炖煮至烂熟，食用时细嚼慢咽，其补肾效果才能得以最好发挥。

与肉类一起煲汤 芡实与牛肉、猪瘦肉、鸭肉等肉类一同煲汤食用，有很好的补肾养身、调补脾胃作用。

☾ 食用提醒

芡实无论是生食还是熟食，一次切忌食用过多，否则难以消化。一般人也不适合把它当主食吃，一次以 9 ~ 15 克为宜。

芡实有较强的收涩作用，便秘者不宜食用。

☾ 营养搭配

✔ **芡实 + 莲子** 安神宁心，固精益肾。

推荐食谱

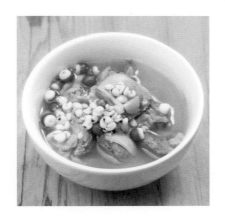

芡实薏米老鸭汤

材料 芡实10克，薏米20克，老鸭1只，盐适量。

做法

1. 薏米洗净，浸泡3小时；老鸭去毛及内脏，洗净，剁成块。
2. 将鸭肉块放入砂锅内，加适量清水，大火煮沸后加入薏米和芡实，转小火炖煮2小时，加盐调味即可。

功效 健脾利湿，清虚劳之热，养胃生津，利尿消肿。

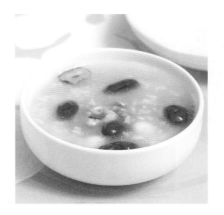

芡实红枣核桃糯米粥

材料 糯米100克，红枣5枚，芡实10克，核桃仁15克，冰糖适量。

做法

1. 糯米、芡实均洗净，用清水浸泡2小时；红枣洗净，去核；核桃仁碾碎。
2. 锅置于火上，将芡实、糯米放入锅中，加水煮至六成熟。
3. 加入红枣、核桃仁，先用大火煮沸，再调小火熬成稠粥，然后加入冰糖搅拌均匀即可食用。

功效 益气养血，补血行水，固肾涩精，健脾止泻，生津止汗。

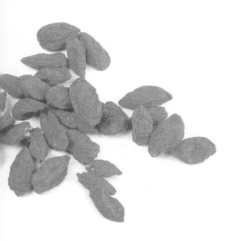

枸杞子，红如胭脂，艳如玛瑙，又名血果、地骨子、红耳坠等，古人称之"仙人草""西王母杖"，意为天赐之物，有"一年四季吃枸杞子，人可与天地齐寿"之说。枸杞子可补肾益精、养肝明目、润肺生津，用于因肾阴亏损、肝阴不足出现腰膝酸软、头晕耳鸣、遗精不孕、视力减退等症。

枸杞子

滋阴补肾，抗衰老

性味：性平、偏温，味甘。

归经：肝、肾、肺经。

功效：滋补肝肾、益精明目、润肺生津等。

🌿 民间滋补方

民间常以枸杞子泡酒饮服，每次5~10毫升，每日1次，经常饮用既可以提升体内阳气，抵御寒冷，又不至于阳气过盛而上火。

◖ 最补肾的吃法

直接嚼服 直接嚼服枸杞子对营养成分的吸收会更充分。可将枸杞子用水冲洗干净后嚼服，但服用的量要减半。

泡茶 取枸杞子10克，洗净置保温杯中，加开水冲泡半小时后便可饮用。春季可单独泡饮；夏季可与菊花、金银花和冰糖一起泡水喝。泡前将枸杞子切成两半，药效会更好。

◖ 食用提醒

枸杞子老少皆宜，但不可多吃。因为其毕竟是药物。一般来说，每日用量不应超过10克，但在疾病治疗期间可适当增加。

枸杞子有补益作用，发热者不宜食用。脾虚湿盛及泄泻者忌服，会加重病情。

◖ 营养搭配

✔ **枸杞子＋菊花** 滋补肝肾，养肝明目。

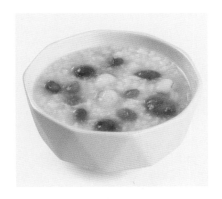

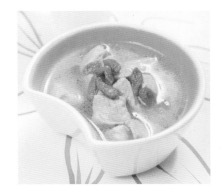

枸杞子桂圆莲子粥

材料 干桂圆 10 个，大米 100
克，枸杞子、莲子各
10 克。

做法

1. 干桂圆去壳洗净；枸杞子
   洗净；莲子洗净、去芯后
   浸泡 1 小时；大米淘洗干
   净，用水浸泡 30 分钟。

2. 锅内加适量清水烧开，加
   大米、莲子煮至八分熟，
   加桂圆肉、枸杞子煮 5 分
   钟即可。

功效 健脾养心，促进睡眠。

枸杞子炖羊肉

材料 羊腿肉 900 克，枸杞子
10 克，姜片、葱段、清
汤、植物油、盐、味精
各适量。

做法

1. 羊腿肉放入开水锅中，煮
   透，放冷水中过凉，切块；
   枸杞子洗净。

2. 锅置于火上，加适量植物
   油，烧热后，放入羊肉块、
   姜片煸炒；翻炒后倒入枸
   杞子及适量清汤、盐、葱
   段；待大火烧开后，转小
   火煮 60~90 分钟。待羊肉
   熟烂，去葱段、姜片，调
   入味精，即可。

功效 固精明目，强筋补肾。

补气食材

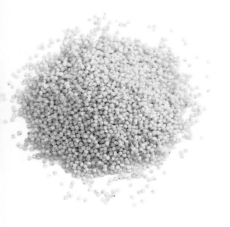

小米

补元气，益丹田

性味：性凉，味甘、咸。
归经：脾、胃、肾经。
功效：补气健脾、和胃益肾、除热、解毒。

🌿 民间滋补方

民间常以小米和红枣一起熬粥，待小米熟烂，再加入红糖，以滋阴养血，治疗产后体虚、多汗，帮助产妇恢复体力。

明代李时珍说小米："煮粥食益丹田，补虚损。"《黄帝内经》中也说，当人久病之后，不能随意地多吃，也不能吃肉，因为这有可能引发后遗症，或使旧病复发，只吃少量的小米粥就好了。因此，对于病后体虚者，气血不足、脾胃虚弱的老人及产妇来说，小米粥是最理想不过的滋补品了。

☕ 最补肾的吃法

煮粥 小米以煮粥吃最好。其营养丰富、全面，有"代参汤"之美称；尤适于食欲欠佳、肠胃不好及贫血的人在秋季食用。

粥油 小米粥熬好以后放置一会儿，粥的最上层会凝聚一层膜状物，这就是粥油。粥油中富含蛋白质、维生素 A、B 族维生素、维生素 D，且极易被人体吸收，民间素有"粥油赛人参"的说法。

☕ 食用提醒

小米性凉，素体虚寒、小便清长者不宜多食。

☕ 营养搭配

✔ **小米＋红枣** 补气血，适合体弱多病者。

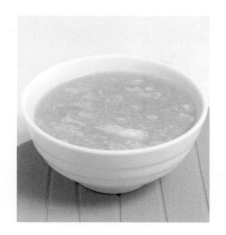

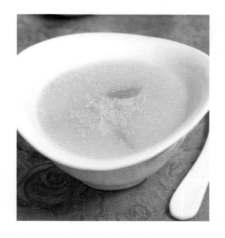

鸡蛋红糖小米粥

材料 小米 100 克, 鸡蛋 2 个,
红糖 10 克。

做法

1. 小米淘洗干净;鸡蛋打散。
2. 锅中加适量清水烧开,加
   小米大火煮沸,转小火熬
   煮。待米煮烂,加鸡蛋液
   搅匀,稍煮,加红糖搅
   拌即可。

功效 鸡蛋有益气、镇心、安五
脏、止惊、安胎之功效,其蛋黄含
铁量较丰富,经常食用,可治疗缺
铁性贫血。红糖有补血祛寒等功
效,适宜产妇、大病初愈及贫血者
食用。此粥可作为月子餐。

银耳南瓜小米粥

材料 南瓜 300 克, 水发银
耳 50 克 (干重 5 克),
小米 50 克。

做法

1. 水发银耳洗净, 撕成小朵;
   小米淘洗干净, 浸泡;南
   瓜洗净, 去籽, 切块。
2. 锅内加适量清水, 用大火
   烧开, 倒入小米, 煮沸;
   放入南瓜块、水发银耳,
   一同煮至米烂粥稠即可。

功效 小米滋养元气,银耳扶助
正气,南瓜补中益气,三者合用补
气的功效增强。

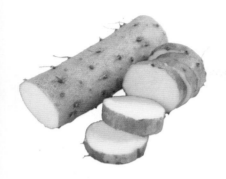

山药
固肾益精

性味：味甘，性平。

归经：脾、肺、肾经。

功效：补肾益精、养肺健脾、健胃助消化、敛汗止泻等。

民间滋补方

民间常将山药洗净后，上锅隔水蒸15～25分钟，取出后去皮，可直接食用，也可蘸白糖食用。这种做法简单，口感绵软香甜，最适合病后初愈补养身体者食用。

中医认为，山药色白入肺，味甘补脾，汁液黏滑益肾，可同时作用于肺、脾、肾三脏，并以补肾为主，具有补肺健脾、固肾益精的功效。李时珍曾指山药"益肾气，健脾胃"。中医常用山药来治疗久泻不止、肺虚咳嗽、脾虚食少、肾气不足等病症。

☪ 最补肾的吃法

炒山药 将山药洗净、去皮后，切成片或丝，与黑木耳、番茄、鸡丁、虾仁等一起下锅爆炒。因快炒快熟，加热时间短，营养成分丢失较少，且口感清脆香甜，补肾效果好。

煮粥煲汤 山药与羊肉、鸡肉、花生、枸杞子、龙眼肉、南瓜等一起煮粥或煲汤，不仅营养丰富，还易于消化，最适合食欲欠佳及消化系统功能较弱的孩子和老人食用，可以起到很好的补脾益肾作用。

☪ 食用提醒

山药烹调的时间最好不要过长，久煮容易使淀粉酶遭到破坏，降低其健脾、助消化的功效，还可能破坏营养成分，造成营养流失。

☪ 营养搭配

✔ **山药＋羊肉** 滋肾益精，滋阴补血。

推荐食谱

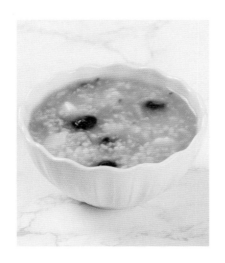

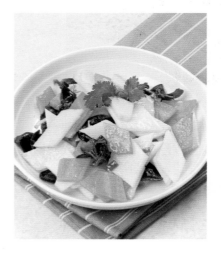

山药蓝莓粥

材料 大米、糯米各 50 克，山药 60 克，蓝莓 20 克，冰糖适量。

做法

1. 大米淘洗干净，浸泡 30 分钟；糯米淘洗干净，浸泡 1 小时；山药洗净，去皮，切块；蓝莓洗净。

2. 锅内放适量清水烧开，放入大米和糯米大火煮沸，小火熬煮成粥，加山药块、蓝莓熬煮 5 分钟，放冰糖煮化即可。

功效 滋补肺肾，缓解虚劳咳嗽。

家常炒山药

材料 山药 60 克，胡萝卜、黑木耳各 50 克，盐、葱末、姜末、香菜段各 3 克。

做法

1. 山药洗净，去皮，切片；胡萝卜洗净，切片；黑木耳泡发，洗净。

2. 油锅烧热，爆香葱末、姜末，放山药片翻炒均匀，然后倒入胡萝卜片、黑木耳炒熟，加盐调味，撒香菜段即可。

功效 健脾固肾，助益消化。

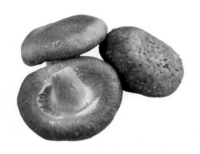

香菇
补益胃气的山珍

性味： 性平，味甘。
归经： 胃经。
功效： 益心补肾、健脾止泻、养心安神、健脑益智等。

🥣 民间滋补方

民间常将新鲜香菇晒干后保存，不仅有利于长期保存，同时经过日晒后，其香味更浓郁，营养成分也更优。

香菇，又名花菇、香蕈、冬菇，味道鲜美、香气沁人、营养丰富，在民间素有"山珍之王"的美誉。

◖ 最补肾的吃法

炒炖 香菇与油菜或白菜、西芹、西蓝花、鸡肉等搭配炒或炖，可补充维生素、纤维素等营养物质，同时可补养身体、补益胃气。

煮粥 香菇与大米或糯米，加鸡肉、牛肉、猪瘦肉等搭配煲粥食用，最有益于养肾益气。

◖ 食用提醒

香菇无论是鲜品还是干品，都不能用热水浸泡或长时间浸泡，以免营养成分大量流失。泡发香菇的水不要丢弃，可用来做汤，因为很多营养物质都溶于水中了。

因香菇富含钙、磷、铁、钾，严重肾功能减退及尿毒症、痛风、高钾血症患者忌食。

◖ 营养搭配

✔ **香菇＋鸡肉** 补身强体，增强免疫力。
✔ **香菇＋油菜** 宽肠通便，抗肿瘤。

推荐食谱

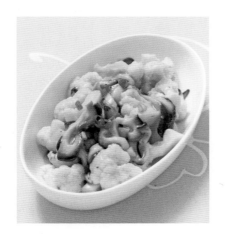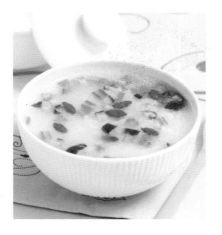

香菇炒菜花

材料 菜花300克，鲜香菇100克，盐3克，葱末、姜末各5克，香油4克，水淀粉15克，鸡汤、植物油适量。

做法

1. 菜花去柄，洗净，切小朵，焯3分钟后捞出；鲜香菇去蒂，洗净，切条。

2. 炒锅内倒油烧至六成热，下葱末、姜末煸香，倒入菜花和香菇条，加盐翻炒。

3. 加入鸡汤，烧至菜花入味，用水淀粉勾芡，淋香油即可。

功效 补肝肾，强身体。

香菇芹菜粥

材料 大米100克，水发香菇丁25克，芹菜丁20克，枸杞子10克，盐适量。

做法

1. 大米淘洗干净，浸泡30分钟。

2. 锅置于火上，倒入适量清水煮沸，放入大米，用大火煮沸，转小火熬煮至黏稠，加入香菇丁、枸杞子、芹菜丁，继续熬煮3分钟，撒上适量盐调味即可。

功效 开胃助食，适合消化不良、食欲减退者食用。

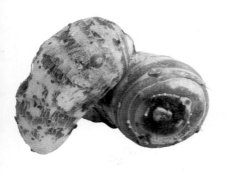

芋头

调中补气

性味：性平，味甘、辛。

归经：肠、胃经。

功效：调中补气、补肝益肾、填精益髓、开胃生津等。

民间滋补方

民间最常见的吃法是把芋头煮熟或蒸熟后蘸糖吃。此外，两广民间常以芋头和米浆做糕，称为家乡芋头糕。这些都是不错的补气吃法。

芋头，又称芋艿，既可当作粮食，又可作为蔬菜，且营养丰富，是老幼皆宜的滋补品，有"香盖中华、价压天下"的称誉。中医认为，芋头有益胃润肠、调中补气、通便散结、益肝肾、填精益髓等功效。据《滇南本草》记载，芋头可治中气不足，久食可补肝肾、填精益髓。

最补肾的吃法

煮粥 芋头像红薯一样与大米或糯米、红枣等一起煮粥食用，是最有助于补气的一种吃法。

炖菜煲汤 与鸡肉或鸭肉、排骨、牛肉等肉类搭配炖煲后，芋头增加了肉香，味道更可口，同时营养更丰富，补气养身效果更好。

食用提醒

芋头含较多淀粉，一次不能多食，多食有气滞之弊。生食有微毒，一定要煮熟，以免其中的黏液刺激咽喉。

食滞胃痛、肠胃湿热者不宜食用。过敏体质、小儿食滞、胃纳欠佳者及糖尿病患者应少食。

营养搭配

✔ **芋头 + 山药** 养肾益精，明目乌发。

✔ **芋头 + 牛肉** 补肾补血，尤适用于肾虚、贫血者。

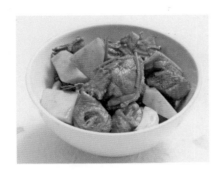

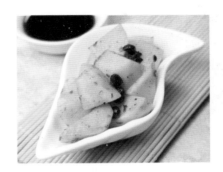

芋头烧鸭块

(材料) 鸭块 400 克，芋头 100
克，葱段、姜片、蒜瓣
各 10 克，盐、料酒、白
糖各 5 克，老抽 15 克，
大料 2 个，胡椒粉、植
物油各适量。

(做法)

1. 锅内放水，放入鸭块、姜
片和少许料酒，烧开后捞
出鸭块洗净；芋头洗净，
去皮，切块。

2. 炒锅内放植物油，烧至五
成热，加大料、葱段、蒜
瓣爆香，倒入鸭块，加老
抽、料酒、胡椒粉、白糖
和盐翻炒，倒水烧开后，
改为小火炖 30 分钟，加入
芋头块焖熟至入味即可。

(功效) 补益肺肾，强健体力。

老干妈蒸芋头

(材料) 芋头 500 克，老干妈豆
豉 100 克，白醋、盐、
酱油各适量。

(做法)

1. 把芋头洗净，去皮，加入
适量白醋、盐稍浸泡一会
儿，洗净，加老干妈豆豉
搅拌均匀。

2. 蒸锅中加水，将芋头上蒸
屉，上盖。先大火煮开，
再转小火蒸制 15 ~ 20 分
钟；切块装盘，吃的时候
蘸点酱油即可。

(功效) 补中益气，提高免疫力。

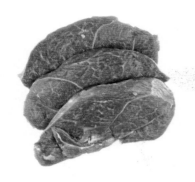

黄牛肉
补气与黄芪同功

性味：性平，味甘。
归经：脾、胃经。
功效：补中益气、滋养脾胃、强健筋骨。

民间滋补方

蒙古族民间常以牛肉加酱料煮熟腌制后风干做成牛肉干。牛肉干营养丰富，既保持了牛肉耐咀嚼的风味，又久存不变质。

牛肉有"肉中骄子"的美称。俗语说："牛肉补气，羊肉补形。"在人们日常食用的禽畜中，黄牛是体形最大、力气最大的，而黄牛肉也是最能够补益气力的。

☾ 最补肾的吃法

焖炖 牛肉或牛腩与白萝卜、胡萝卜、番茄、山药等一起焖炖后，营养丰富且口感好，平时佐餐食用，即可起到补气养身的功效。

煮粥 牛肉切小丁与大米、胡萝卜、山药、葱、姜等一起煮粥，早餐或晚餐食用，暖身补气，大补身体。

☾ 食用提醒

牛肉肌纤维较粗，不易炖烂，烹调时加入一把黄豆、3个山楂、半把橘皮，不仅可让牛肉更易烂，还使营养更丰富。

☾ 营养搭配

✔ **牛肉＋胡萝卜** 补气血。

✔ **牛肉＋番茄** 补血养颜，美容护肤。

✔ **牛肉＋黄豆** 补气养身，缓解关节疼痛。

✔ **牛肉＋洋葱** 预防血栓形成。

推荐食谱

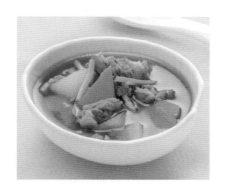 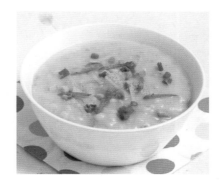

红烧牛腩

材料 牛腩500克，胡萝卜块300克，葱段、姜片、大料、酱油、米酒、植物油、盐各适量。

做法

1. 牛腩洗净，切块，放沸水中焯烫，去除血水后捞出。

2. 炒锅置于火上，倒入适量植物油，然后将牛腩放入锅中，加入葱段、姜片、大料、酱油、米酒、盐。先以中火炒出水分，翻搅一下，再加入5杯水煮开，以小火煮约半小时。

3. 待牛腩煮熟，加入胡萝卜块，以小火煮约30分钟即可。

功效 补气血，暖脾胃。

大麦牛肉粥

材料 大麦75克，牛肉50克，胡萝卜25克，姜丝10克，盐4克，葱花适量。

做法

1. 大麦洗净，用水浸泡1小时；牛肉洗净，切末；胡萝卜洗净，切丝。

2. 锅置于火上，倒入适量清水烧沸，放入大麦，大火煮沸后换小火熬煮，粥将熟时加胡萝卜丝，熬煮5分钟后再加入牛肉末、姜丝，煮至牛肉末熟透时用盐调味，撒上葱花即可。

功效 滋养脾胃，补益气血。

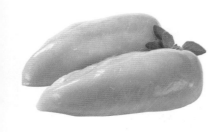

鸡肉

温中益气

性味：性平、微温，味甘。

归经：脾、胃经。

功效：温中补脾、益气养血、补肾益精、健胃活血、强筋壮骨等。

🥣 民间滋补方

在民间，女性生产后，用老母鸡炖汤是必不可少的，这道汤菜不仅可以帮助新妈妈开奶，还是新妈妈产后补血益气的佳品。

鸡肉滋补养身的作用十分强大。同时，鸡肉的药用价值也很大，民间有"济世良药"的美称。气血不足的人平时多吃一些鸡肉，对于补益身体有着很好的作用。中医认为，鸡肉有温中益气、益精填髓、益五脏、补虚损的功效。其营养价值以草鸡为优，乌鸡尤为鸡中上品，比普通鸡肉的滋补作用更强。

◖ 最补肾的吃法

热炒焖炖　鸡肉适合和多种食材搭配，无论是宫保鸡丁、滑炒鸡片、快炒鸡丝等热炒，还是小鸡炖蘑菇、大盘鸡、山药炖鸡等炖菜，都是很好的吃法，都有助于补益身体。

煲汤　寒冷的冬季，用鸡肉与冬瓜、蘑菇、生姜、当归、黄芪等一起煲汤食用，不仅有很好的驱寒暖身功效，同时对补养身体、益气养血也是非常有帮助的。

◖ 食用提醒

鸡肉性微温，感冒伴有头痛、乏力、发热的人及内火偏旺、痰湿偏重、热毒疖肿之人忌食。患有胆囊炎、胆石症（胆结石）的人忌食鸡肉、鸡汤，以免刺激胆囊，引发胆绞痛发作。

◖ 营养搭配

✔ **鸡肉 + 板栗**　补血补气，养身强体。

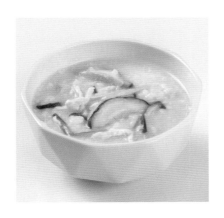

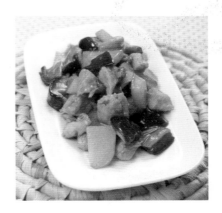

香菇油菜鸡肉粥

材料 大米、鸡胸肉各100克，鲜香菇80克，油菜50克，鸡蛋1个。

做法

1. 大米洗净，用水浸泡30分钟；鸡胸肉洗净，切丝，取蛋清腌渍；香菇洗净，去蒂，切片；油菜洗净，切丝。

2. 锅内加清水烧开，放大米、香菇片，熬煮成粥，放鸡胸肉丝滑散，放油菜丝稍煮即可。

功效 温中益气，健脾胃。

山药香菇鸡

材料 山药片50克，鸡肉小块150克，鲜香菇20克，料酒、酱油、盐、糖各适量。

做法

1. 香菇去蒂，切小块；鸡肉小块放入沸水中焯去血水，然后洗净，沥干水分。

2. 将鸡肉块放入锅内，加入料酒、酱油、盐、糖和适量清水，并放入香菇块同煮，大火烧沸后改小火继续炖10分钟，然后加入山药片至煮熟，收至汤汁稍干即可。

功效 补气，增强免疫力。

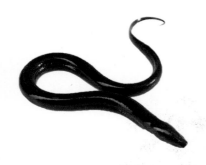

鳝鱼
补气养血

性味：性温，味甘。
归经：肝、脾、肾经。
功效：补气养血、补肝脾、强筋骨、祛风通络等。

🥣 民间滋补方

民间素有"小暑黄鳝赛人参"之说，这一时节的鳝鱼体壮而肥，肉嫩鲜美，营养丰富，滋补作用最强，焖烧或是煲汤食用补益作用都很好。

鳝鱼，又称黄鳝。中医认为，鳝鱼性温，味甘，归肝、脾、肾经，具有补气养血、补肝脾、强筋骨、祛风通络等功效。《本草纲目》记载，鳝鱼有补虚损、强筋骨、祛风湿的功效。现代医学则认为，鳝鱼中含有黄鳝素，具有显著的调节血糖的功能，可以作为治疗糖尿病的辅助食品。

☪ 最补肾的吃法

焖烧 鳝鱼单独或与洋葱、蒜苗、青椒、茭白等一起红烧、油焖后是一道美味的补气佳肴。

煲汤 鳝鱼洗净，去内脏、骨头后，入沸水中焯烫，然后与姜、葱、黄芪、青笋、香菇、排骨等多种食材搭配煲汤饮用，补益气血的作用都很好。

☪ 食用提醒

食用的鳝鱼要新鲜，宜现杀现烹，并注意烹煮时一定要煮熟煮透。因为鳝鱼死后会产生毒素，吃死鳝鱼，容易引起食物中毒。

鳝鱼烹煮前，将其背朝下铺在砧板上，用刀背从头至尾拍打一遍，这样烹调时可使鳝鱼受热更均匀，更易入味。

☪ 营养搭配

✔ **鳝鱼＋牛蹄筋** 补气养血，强筋骨。
✔ **鳝鱼＋胡萝卜** 养血明目。

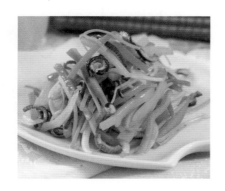

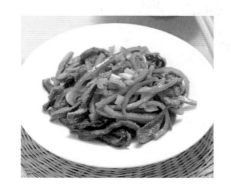

七彩鳝鱼丝

材料 鳝鱼丝400克，绿豆芽、红椒丝、黄椒丝、柿子椒丝、胡萝卜丝、洋葱丝各20克，酱油10克，姜片、白糖、淀粉各5克，盐3克，植物油适量。

做法

1. 鳝鱼丝用酱油、白糖、淀粉和水搅拌均匀，腌渍10分钟；绿豆芽洗净，沥干水分。

2. 炒锅内放油烧热，放入鳝鱼丝滑熟，捞出沥油；锅留底油，放入洋葱丝和姜片炒香，倒入其他所有食材炒熟，用盐调味即可。

功效 补气养血，滋补肝肾。

椒香鳝鱼

材料 鳝鱼200克，青椒、红椒各50克，花椒粉3克，酱油8克，盐2克，葱花、蒜片、姜片各5克，植物油适量。

做法

1. 鳝鱼杀好，去除内脏，洗净，切丝，放入沸水中焯烫，捞出沥干水分，备用；青椒、红椒分别洗净，切丝。

2. 改为油锅烧热，放入鳝鱼丝爆炒，下葱花、蒜片、姜片、花椒粉炒出香味，淋入酱油，加适量水炖熟，放青椒丝、红椒丝炒熟，用盐调味即可。

功效 补养肝肾。

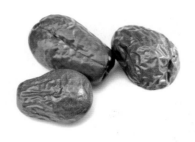

红枣

补气又养血

性味：性温，味甘。
归经：脾、胃、心经。
功效：补中益气、养血安神、养胃健脾、滋补强身等。

民间滋补方

民间常以直接嚼食红枣补身，有"日食三颗枣，百岁不显老"之说。事实上，每天食用几颗枣，细细嚼烂，确实对于补气养血、强身壮体有着很好的功效。

红枣是一种营养佳品，被誉为"百果之王"。红枣可补中益气、养血安神。李时珍在《本草纲目》中说：枣味甘、性温，能补中益气、养血生津，用于治疗"脾虚弱、食少便溏、气血亏虚"等疾病。红枣一向是民间推崇的补血佳品，有滋养血脉之功效，对于贫血、面白、气血不调等有很好的调养作用。

☾ 最补肾的吃法

熬汤 红枣最好是煮食，既可以直接煎水服用，也可以与大米、小米、糯米、赤小豆、龙眼肉等一起熬粥或煲汤食用。与其他食材配伍，既可增加进补的药效，又可避免单吃红枣引起糖分摄入过多。

泡茶 将红枣炒黑炒硬，用热水冲泡后饮用，或者是放入龙眼肉、枸杞子等一起冲泡，不仅有助于改善胃寒胃痛，还有很好的补血补气作用。

☾ 食用提醒

红枣性温，食用过多会助湿生痰蕴热，有湿热痰热者忌食。红枣味甘，中医认为，多吃容易滋腻碍脾，脾失运化导致体内积聚湿气，加重经期眼肿、脚肿现象，所以湿重的女性经期忌食。

☾ 营养搭配

✔ **红枣 + 百合** 安神，滋阴补血。

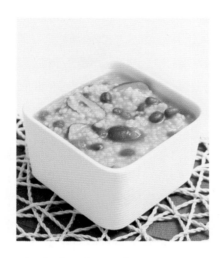

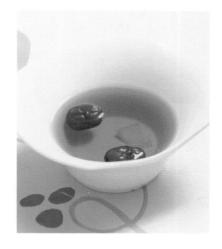

小米红枣豆粥

材料 小米 100 克，红枣 5 枚，赤小豆 15 克，红糖 10 克。

做法

1. 赤小豆洗净，用水浸泡 4 小时；小米淘洗干净；红枣洗净，去核，浸泡半小时。

2. 锅置于火上，倒入适量清水烧开，加赤小豆煮至半熟，再放入洗净的小米、去核的红枣，煮至烂熟成粥，用红糖调味即可。

功效 小米、红枣、赤小豆合用，可补气养血、宁心安神、健脾益胃。

红枣生姜饮

材料 红枣 2 枚，生姜 1 片，红糖适量。

做法

红枣洗净，与生姜片、红糖一起放入杯中，倒入沸水，盖上盖子闷泡约 10 分钟后即可饮用。

功效 红枣具有补中益气的功效；生姜可散寒生热，常与红糖搭配治疗感冒。这款茶饮具有益气养血、散寒护肺的功效。

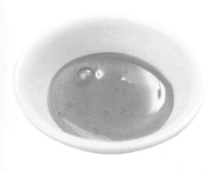

蜂蜜

补脾润肺

性味：性平，味甘。

归经：脾、肺、大肠经。

功效：补中益气、滋阴润燥、润肺止咳、清热解毒、润肠通便等。

民间滋补方

蜂蜜补气，关键在于蜜源，即蜜蜂采何种花酿造而成的蜂蜜。一般来说，民间认为黄芪蜜、党参蜜、枸杞子蜜是最为补气的。

蜂蜜为蜜蜂采集的花蜜，经自然发酵而成的黄白色黏稠液体。蜂蜜被誉为"大自然中最完美的营养食品""天赐的礼物"。中医认为，蜂蜜有补中益气、调和百药、清热解毒、滋阴润燥、润肺止咳、润肠通便等功效。同时，它既可以补益脾气，也可滋养肺阴，是上乘的药食两用的保健品。

最补肾的吃法

冲水 平时经常用蜂蜜冲水服用，不仅可以补气固表，对于女性来说还可以美容养颜。用蜂蜜冲水时，还可以和柠檬等水果一起搭配，营养十分丰富，效果更优。

炖汤煮粥 平时炖汤或煮粥后，食用前加入适量蜂蜜，不仅可以调和味道，还可以补养脾肺。

食用提醒

蜂蜜宜用温水冲服，不可用沸水冲服，更不宜煎煮，否则其营养素会被破坏。长期空腹喝蜂蜜水，容易导致胃酸分泌过多而得胃溃疡或十二指肠溃疡，所以蜂蜜水最好饭后饮用。

营养搭配

- **蜂蜜 + 大米** 润肠通便，滋阴润肺。
- **蜂蜜 + 百合** 滋阴润燥，适合心烦气躁者。

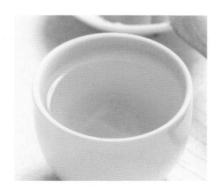

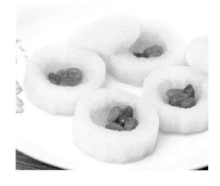

蜂蜜柚子茶

材料 柚子1个，蜂蜜、冰糖、盐各适量。

做法

1. 将柚子皮洗净，然后分成三部分剥开，把削下的黄皮切成大约3厘米长、粗细1毫米左右的细丝，切好以后再把它放到盐水里腌一会儿。

2. 将剥出的柚子肉用搅拌器进行粉碎，最后将柚子皮和果肉泥放入锅中，加一小碗清水和冰糖，用中小火熬1小时，熬至黏稠，柚皮金黄透亮即可，等放凉后加入蜂蜜搅匀即成。

功效 润肠通便，美白祛斑。

白萝卜炖蜂蜜

材料 白萝卜100克，蜂蜜、枸杞子适量。

做法

1. 白萝卜去掉头尾，刨去外皮，切成3厘米长的小段；枸杞子泡软。

2. 在每段白萝卜上切0.5厘米的厚片做盖子，用勺子在白萝卜中间挖个洞，做成萝卜盅，注意不要挖穿萝卜盅的底部；将萝卜盅摆放在盘中，往萝卜盅中注入蜂蜜，放入枸杞子。

3. 给白萝卜盅分别盖上盖子，用保鲜膜将盘子封紧，放进锅内蒸熟即可。

功效 润肺止咳，健胃消食。

补血食材

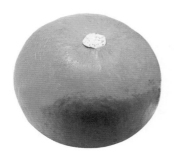

南瓜
补血又补气

性味：性温，味甘。
归经：脾、胃经。
功效：补血、补中益气、养胃补气、消痰止咳、解毒杀虫等。

🌿 民间滋补方

民间常以南瓜和土豆一起炖菜食用，南瓜的甘甜与土豆的清香融合在一起，两者味道交融，不仅口感好，还可以补血益气。

《滇南本草》记载：南瓜能润肺益气，化痰排脓。现代医学认为，南瓜所含的钴是构成维生素 B_{12} 的重要成分之一，可以帮助血液中的红细胞正常运作；所含的锌会直接影响成熟红细胞的功能；所含的铁是制造血红蛋白的基本微量元素。无怪乎清代名医陈修园赞誉南瓜为"补血之妙品"。

☾ 最补肾的吃法

南瓜粥 南瓜洗净去瓤后，切成丁，与大米、糯米、小米等一起加水熬煮成较黏稠的粥食用，不仅可补气血，同时对补养肠胃也大有好处。

直接蒸食 把南瓜（尤其是长条形大南瓜）洗净去瓤后，切成大块，放入蒸锅中蒸熟后直接食用，可补益气血。

☾ 食用提醒

南瓜皮不好消化，消化功能不好的人不宜连皮食用。南瓜中含有较多的糖分，胃热、气滞、湿热内蕴者不宜多食。

☾ 营养搭配

✔ **南瓜 + 山药** 健胃消食，降低血糖。

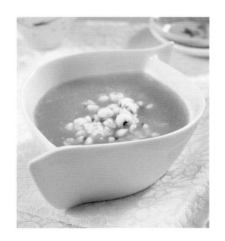

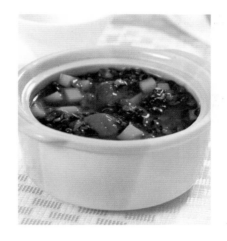

牛奶薏米南瓜汤

材料 薏米30克，南瓜50克，牛奶100克，盐3克，白糖10克。

做法

1. 薏米洗净，泡4小时；南瓜洗净，去皮，除籽，蒸熟，打成蓉。

2. 锅内放适量清水大火烧开，加薏米煮熟，倒入南瓜蓉，用盐、白糖和牛奶调味即可。

功效 健脾益胃，除痹胜湿，利尿消肿，化痰排脓。

南瓜紫米红枣粥

材料 南瓜100克，紫米50克，红枣6枚，白糖适量。

做法

1. 南瓜洗净，去皮，除籽，切小块；红枣洗净，去核；紫米淘洗干净，浸泡2小时。

2. 锅置于火上，倒入适量清水，放入紫米、南瓜小块、红枣大火煮沸，转小火继续熬煮，加入适量白糖煮至粥黏稠即可。

功效 南瓜营养丰富，有补中益气、抗氧化、消炎止痛等功效，与紫米一起煮粥营养价值更高。

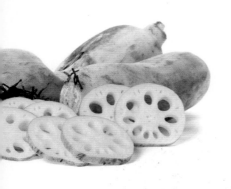

莲藕生用、熟用均可，有补气生血、健脾养胃、滋阴润燥、止泻等功效，是一种很好的补品。《本草纲目》中把藕称作"灵根"。中医认为，熟藕性由凉变温，有明显的健脾胃、补气血的作用。此外，莲藕既能帮助消化、防止便秘，又能防止动脉粥样硬化、改善血液循环，有益于身体健康。

莲藕
补气生血的"灵根"

性味：性凉，味甘。
归经：心、脾、胃经。
功效：补益脾胃、益血生肌、消食止泻、开胃清热、凉血止血等。

🌿 民间滋补方

江浙地区的民间常将莲藕晒干磨成粉，单独或与红枣、龙眼肉等一起煮粥食用，方便易做，同时营养丰富，很适合早餐搭配食用。

◖ 最补肾的吃法

炖煮煲汤　莲藕与排骨或鸡肉、鱼等搭配清炖或煲汤食用，不仅味道可口、营养丰富，补气生血的效果也会更好。

煮粥　莲藕与大米、糯米、红糖、红枣、龙眼肉等一起煮粥或是做糯米粥等食用，是非常好的补血生血佳品。

◖ 食用提醒

莲藕性凉，脾虚胃寒、易腹泻者，不宜生吃或凉拌吃。

莲藕最好选择外皮为黄褐色，肉肥厚而白的，如果发黑、有异味，则不宜食用。

◖ 营养搭配

✔ **莲藕＋猪肉**　滋阴补血，健脾胃。
✔ **莲藕＋山药**　补气养血，补脾强肾，滋阴润燥。
✔ **莲藕＋猪肉**　活血化瘀。

推荐食谱

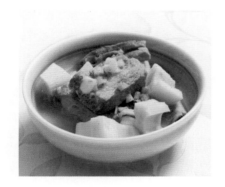

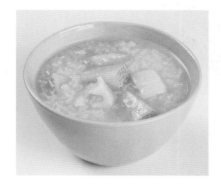

莲藕炖排骨

材料 猪排骨400克，莲藕200克，红枣、葱花、姜片、料酒、醋、盐各适量。

做法

1. 猪排骨洗净，剁成块；莲藕去皮，洗净，切块；锅内加适量清水煮沸，放入少许姜片、葱花、料酒，加入猪排骨块汆烫，去血水除腥，捞出用凉水冲洗，沥水备用。

2. 锅内倒入适量水，放入猪排骨块、莲藕块、红枣和姜片，淋入醋煮沸，转小火煲约2小时，加盐、葱花调味。

功效 益血生肌，健脾补胃。

莲藕雪梨粥

材料 莲藕、雪梨各100克，糯米80克，冰糖5克。

做法

1. 将莲藕去皮，洗净，切小块；糯米洗净后用水浸泡1小时；雪梨洗净，切小块。

2. 锅内加适量清水烧开，加糯米、莲藕块、雪梨块，大火煮开后转小火煮40分钟，加冰糖煮5分钟，至冰糖化开即可。

功效 滋阴补血，润肺止咳。

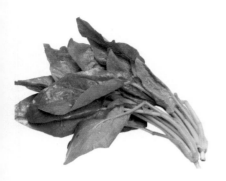

菠菜

养血通血脉

性味： 性凉，味甘、涩。

归经： 肝、胃、大肠、小肠经。

功效： 润燥滑肠、清热除烦、生津止渴、养血止血。

🌿 **民间滋补方**

民间常用菠菜和猪肝一起做汤，猪肝和菠菜都有较好的补血效果，两者一起煲汤食用，补血养血效果更好。

菠菜营养十分丰富，有养血止血、敛阴润燥、利五脏等作用，适用于高血压、头痛、目眩、风火赤眼、糖尿病、便秘等病症。春季适量食用，非常有利于身体健康。《本草纲目》记载，吃菠菜可以"通血脉，开胸膈，下气调中，止咳润燥"。

☾ 最补肾的吃法

凉拌 菠菜焯烫后，与豆芽、黑木耳、粉丝等一起搭配，或是加入黑芝麻、枸杞子、蒜蓉、姜、盐、香油等调味后食用，营养更丰富。春夏季食用，有很好的清爽开胃作用，更有助于补血养血。

热炒或做汤 菠菜与猪肝或鸡蛋、黑木耳、胡萝卜等一起快炒或是煲汤食用，就成了一道既简单又美味的补血菜。

☾ 食用提醒

菠菜含草酸较多，为了预防形成结石和影响人体对钙的吸收，吃菠菜时最好先用水焯煮并把水倒掉，以减少草酸含量。

菠菜性凉滑肠，脾胃虚寒、腹泻者不宜多吃。

☾ 营养搭配

✔ **菠菜 + 猪肝** 补血，适合贫血者。

✔ **菠菜 + 芝麻** 补血养虚，润燥。

✔ **菠菜 + 鸡蛋** 滋阴益气。

推荐食谱

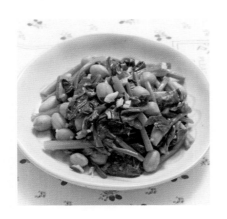

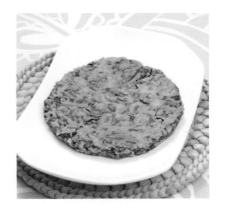

花生菠菜

材料 熟花生仁50克，菠菜250克，蒜末、鸡精、盐各适量，香油3克。

做法

1. 菠菜择洗干净，入沸水中焯30秒，捞出，晾凉，沥干水分，切段。

2. 取小碗，加蒜末、盐、鸡精和香油拌匀，制成调味汁；取盘，放入菠菜段、熟花生仁，淋入调味汁拌匀即可。

功效 补血润燥，润肠通便，清热除烦，降低胆固醇，健脑防衰。

菠菜鸡蛋饼

材料 菠菜180克，面粉50克，鸡蛋2个，香油、鸡精、盐、植物油各适量。

做法

1. 将菠菜洗净后切碎，用沸水氽烫一下，捞出，沥干水分。

2. 将鸡蛋打散，加入鸡精、盐和香油，拌匀。

3. 面粉中加入打好的蛋液和菠菜，加入适量水调成面糊。

4. 平底锅中放少许油，倒入调好的面糊，用手转动锅，使面糊呈饼状，双面煎至金黄即可。

功效 补血，健脑。

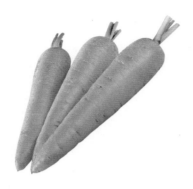

胡萝卜

补血养肝的
"土人参"

性味： 性平，味甘。
归经： 脾、胃、肺经。
功效： 健脾和胃、养肝明目等。

胡萝卜是补血和养肝明目的上好食物，所以又有"土人参"之称。胡萝卜能够补血养肝、健脾化滞、补中下气，尤其可以改善肝血亏虚引起的视力下降、夜盲症等。此外，对于脾虚食滞引起的消化不良和呃逆也有很好的改善作用。

◖ 最补肾的吃法

热炒 胡萝卜单独炒或是与鸡蛋、山药、黑木耳、莴笋、瘦肉等搭配炒食，不但营养丰富，而且有利于肠胃的吸收利用，是很好的补血养血吃法。

煲汤炖煮 胡萝卜素属于脂溶性物质，其只有溶解在油脂中，才能转变成维生素 A，被人体吸收。因此，食用胡萝卜最好与肉同煲炖。胡萝卜与排骨、牛肉、羊肉等搭配煲汤食用，不仅营养丰富，还暖胃驱寒、补血明目。

◖ 食用提醒

生吃胡萝卜只有 10% 左右的胡萝卜素被吸收，其余均被排泄，因此胡萝卜最好少生吃。

◖ 营养搭配

✔ **胡萝卜 + 菠菜** 补血，健脑，保持脑血管的畅通。

✔ **胡萝卜 + 黄豆** 健脾胃，壮骨骼。

✔ **胡萝卜 + 羊肉** 养肝明目，补虚祛寒。

✔ **胡萝卜 + 黑木耳** 补血，降压降脂。

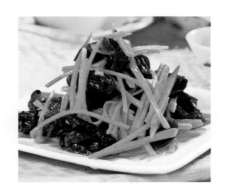

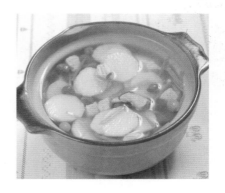

胡萝卜炒木耳

材料 胡萝卜250克，水发黑木耳50克，葱花、盐、植物油各适量。

做法

1. 胡萝卜洗净，切丝；水发黑木耳择洗干净，撕成小朵。

2. 炒锅置于火上，倒油烧至七成热，加葱花炒香，放入胡萝卜丝翻炒。

3. 加黑木耳和适量清水烧至胡萝卜熟透，用盐调味即可。

功效 补血养血，润肠通便。

羊肉胡萝卜煲

材料 羊瘦肉小块300克，胡萝卜丝150克，豌豆60克，山药片、黄酒各20克，葱段、姜片、醋各10克，盐、胡椒粉各5克。

做法

1. 将羊瘦肉小块焯水，捞出；豌豆洗净；将羊肉放入砂锅内，再加山药片、葱段、姜片、黄酒，放适量清水，用大火煮沸，撇去浮沫。

2. 用小火炖至羊肉酥烂，捞去葱段、姜片，加入胡萝卜丝、豌豆煮熟，再加盐、醋、胡椒粉调味即可。

功效 温补脾胃，驱寒暖体。

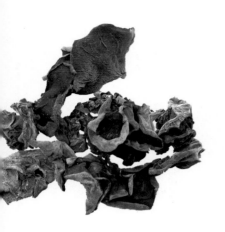

黑木耳
养血活血

性味：性平，味甘。
归经：胃、大肠经。
功效：益气强身、养血驻颜、滋补润燥、润滑肠道、降糖降脂等。

🥣 民间滋补方

黑木耳 50 克同冰糖炖化服用，可用于阴虚肺燥，干咳无痰，或痰黏量少，属于阴虚或热证者。也可以与百合、蜂蜜配伍，有滋阴润肺的功效。

黑木耳因其形似人耳、颜色黑褐而得名。据史料记载，黑木耳是上古时代帝王独享之佳品，常吃黑木耳有养血驻颜、祛病延年的功效。中医认为，黑木耳有补气益智、润肺补脑、活血化瘀的功效，可治崩中漏下、便秘等病症。现代营养学认为，黑木耳具有软化血管、抗血栓、降血脂等作用。

◖ 最补肾的吃法

炒炖　黑木耳与蔬菜、肉类搭配，炒、煨、炖后食用均有较好的补血效果。

煲汤　黑木耳最佳补血吃法是，将其洗净后，用温水泡发 24 小时，去除杂质。先用旺火煮沸，再改用文火耐心烧煮 4 小时左右。黑木耳发酥，汤变浓，用筷子或汤匙舀起时，汤呈线状为佳，再加入其他食材一起煮熟即可食用。

◖ 食用提醒

干黑木耳泡发后，如仍有紧缩在一起的部分应丢弃不用。

现代医学认为，黑木耳是天然的强有力的抗凝剂，会导致出血倾向。因此，咯血、呕血、便血及其他部位出血的患者不宜吃黑木耳。

◖ 营养搭配

✔ **黑木耳＋豆腐**　清肠排毒，降低胆固醇。

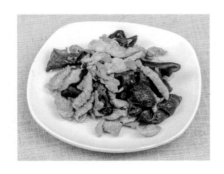 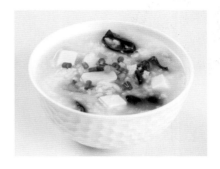

鸡蛋木耳炒肉

材料 猪肉丝 150 克，鸡蛋 2 个，水发黑木耳 100 克，葱末、姜末各 5 克，盐 3 克，料酒 10 克，植物油适量。

做法

1. 鸡蛋磕入碗内，打散，加盐搅拌；水发黑木耳去蒂，洗净，撕开；猪肉丝加料酒、盐抓匀，腌渍 15 分钟。

2. 炒锅内倒油烧热，倒入加盐搅匀的鸡蛋液，炒熟，盛出；锅内倒油烧热，下葱末、姜末爆香，放入猪肉丝煸炒至断生，加入料酒、盐略炒，再放入鸡蛋、黑木耳翻炒均匀即可。

功效 促进排毒，美容养颜。

木耳豆腐粥

材料 黑木耳（干品）5 克，豆腐 50 克，大米 100 克，姜丝、蒜片、葱花各 3 克，盐 2 克，香油适量。

做法

1. 大米洗净，用清水浸泡 30 分钟；黑木耳泡发，洗净，撕小片；豆腐洗净，切块。

2. 锅内加适量清水烧开，放入大米用大火煮至米粒绽开，放入黑木耳片、豆腐块。

3. 再放入姜丝、蒜片，改用小火煮至粥成后，放入香油、盐、葱花即可。

功效 养肾阴，帮助肠胃排毒。

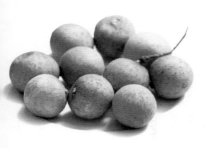

龙眼肉

益心脾，补气血

性味：性温，味甘。

归经：心、脾经。

功效：益心养脾、养血宁神、补精益智、壮阳强体等。

🌿 民间滋补方

民间以直接食用龙眼干补血，每天5~8枚，睡前食用，不仅有助于益气补血，同时可养心安神，有助于睡眠。

龙眼肉，又名桂圆，因其种圆黑光泽，种脐突起呈白色，看似传说中龙的眼睛而得名。中医认为，龙眼肉可益心脾、补气血，具有良好的滋养补益作用，对于因心血虚而导致的心慌、气短、失眠、健忘、眩晕、面色苍白等证候，常吃龙眼肉颇有好处。

◖ 最补肾的吃法

煮粥煲汤 龙眼肉与红枣、鸡蛋、莲子、粳米、红糖等一起，煮粥或煲汤食用，有很好的补脾生血、养心增智功效，尤其适于老年人食用。女性产后、体虚乏力、贫血时，可用龙眼肉加当归、枸杞子及红枣（去核）数枚一起炖鸡吃。

泡水 平时用龙眼肉、红枣、枸杞子等一起泡茶饮用，不仅可生血益气，还有补脾养心的作用，非常适于整天在办公室工作的白领饮用。

◖ 食用提醒

龙眼肉性温，多吃易生内热，所以不能吃得太多。有痰热及湿滞停饮者应慎食，最好忌食。

◖ 营养搭配

✔ **龙眼肉＋大米** 健脾养心，补血安神，适合体虚者。

✔ **龙眼肉＋红枣** 补益气血，适合闭经者。

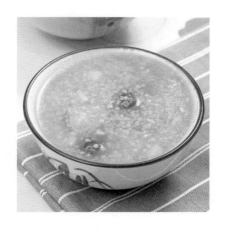

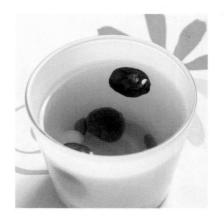

小米板栗粥

材料 小米 100 克，板栗 80 克，玉米粒 50 克，龙眼肉 10 克，红糖适量。

做法

1. 把小米、玉米粒分别淘洗干净，用水浸泡 2 小时以上；板栗去皮取肉。

2. 将泡好的小米、玉米粒及板栗、龙眼肉一起放入锅内，加适量水，大火烧开后转用小火熬煮成粥，快熟时调入红糖即可。

功效 板栗可以提供热量、补充营养，同时促进血红蛋白生成、增强记忆力、消除疲劳，能令人精力充沛。

枸杞子龙眼茶

材料 枸杞子 6 克，龙眼肉干品 10 克。

做法

将枸杞子、龙眼肉一起放入杯中，倒入沸水，盖盖子闷泡约 10 分钟后即可饮用。

功效 枸杞子补血安神、益气养肝；龙眼肉养血安神、健脾养心。两者一起搭配可益气补血、安神养心。

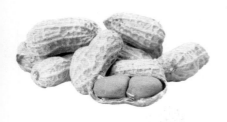

花生
补血又止血
性味：性平，味甘。
归经：脾、肺经。
功效：健脾养胃、补血止血、润肺化痰、清咽止咳、降压降脂等。

🌿 民间滋补方

相比花生仁，花生的红衣补血效果更优，民间常取花生红衣与红枣、红糖一起煮汤，有很好的强体益气补血、止血效果。

中医认为，花生有调和脾胃、补血止血、润肺化痰、清咽止咳、降压降脂等功效，其中"补血止血"主要就靠花生仁外的那层红衣，中医叫"花生衣"。中医理论认为，"脾主统血"，气虚的人就容易出血，花生红衣正是因为能够补脾胃之气，所以才能达到养血止血的效果。

◖ 最补肾的吃法

煲汤煮粥　花生与红枣、赤小豆、枸杞子、猪蹄、大米、紫米等一起煲汤或煮粥食用，其口感绵软，更利于消化，补血效果也更好，但需注意一定要带皮食用。

榨豆浆　花生与黄豆、枸杞子、红枣等一起榨成豆浆，早餐代替牛奶饮用，不仅使早餐的营养更丰富、全面，也增强其补血效果。

◖ 食用提醒

体寒湿滞、脾虚腹泻及有胃肠道疾病的人忌吃花生，否则会加重腹泻；花生有止血作用，能增进血凝，所以血黏度高或有血栓的人应去皮吃。

◖ 营养搭配

- ✔ **花生＋芹菜**　养血补血，降血压。
- ✔ **花生＋猪蹄**　补气血，丰胸，润泽肌肤，催乳。

推荐食谱

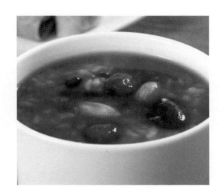

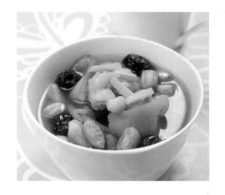

花生红枣豆粥

(材料) 大米、赤小豆、花生仁
各50克，红枣10枚，
红糖10克。

(做法)

1. 赤小豆、花生仁分别洗净，
   赤小豆浸泡2小时，花生
   仁浸泡4小时；红枣洗净，
   去核；大米淘洗干净，浸
   泡30分钟。

2. 锅置于火上，加适量清水
   烧开，放入赤小豆、花生
   仁、红枣大火煮沸，加大
   米，用小火慢熬至粥成，
   加红糖搅匀即可。

(功效) 滋阴补血，健脾暖胃，利
尿除湿，消肿解毒，通乳汁，减肥
降脂。

花生红枣猪蹄汤

(材料) 猪蹄2个，花生仁50
克，红枣5枚，葱段、
姜片、盐、料酒各适量。

(做法)

1. 花生仁和红枣洗净；猪蹄
   洗净，对开剁成4块，入
   沸水中焯烫。

2. 将猪蹄放入锅内，加入清
   水，清水没过猪蹄即可，
   大火煮沸，撇去浮沫，将
   花生仁、红枣、料酒、葱
   段、姜片一同放入锅内，
   改用小火将猪蹄炖至酥烂，
   加入盐调味即可。

(功效) 补益气血，美容养颜。

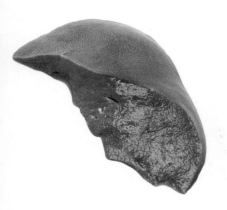

猪肝
补肝养血

性味：性温，味甘、苦。
归经：肝经。
功效：补肝明目、养血安神。

民间滋补方

民间常将猪肝卤煮后切片，加葱、姜、蒜等调味料拌匀后当凉拌菜食用，不仅是很好的餐前凉菜和下酒小菜，偶尔食用补血效果也不错。

《本草纲目》中说猪肝"补肝明目，疗肝虚浮肿"。《随息居饮食谱》中说："猪肝明目，治诸血病。"现代医学认为，猪肝含有丰富的铁、磷，是造血不可缺少的原料。平时适量吃一些猪肝，有防治缺铁性贫血的功效。

最补肾的吃法

炒食 猪肝可与洋葱、芹菜、青椒、蒜苗、胡萝卜等多种食材搭配炒制后食用，荤素合宜，营养丰富，补血养身效果均较好。

煲汤煮粥 猪肝可以与菠菜、番茄、丝瓜、大米、糯米等一起煮成汤粥后食用，口感和营养均不错，适合补血者偶尔食用。

食用提醒

肝是解毒器官，买回的鲜猪肝不要急于烹调，应先用自来水冲洗 10 分钟，然后放在水中浸泡 30 分钟。烹饪猪肝时，一定要加热至全熟变成褐色为止，不要炒得过嫩。

营养搭配

✔ **猪肝 + 柿子椒** 补血。

✔ **猪肝 + 胡萝卜** 补血，明目，养肝。

✔ **猪肝 + 菠菜** 补血，适合贫血者。

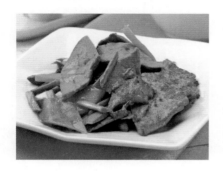

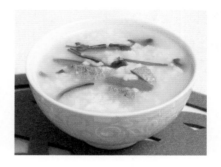

熘肝尖

材料 猪肝片300克，胡萝卜片、青椒片各50克，蒜苗段20克，料酒、糖、酱油、醋、盐、葱末、姜末、淀粉、植物油各适量。

做法

1. 猪肝片加盐、料酒、淀粉拌匀；油锅烧热，下猪肝片煎熟，盛出；用料酒、酱油、糖和淀粉兑成芡汁备用。

2. 另起锅，锅中加油烧热后用葱末、姜末炝锅，倒入醋，放入胡萝卜片和青椒片煸炒，再放入煎好的猪肝片、蒜苗段，翻炒片刻，倒入芡汁拌匀即可。

功效 补血，养肝，明目。

猪肝菠菜粥

材料 新鲜猪肝50克，大米100克，菠菜30克，盐5克。

做法

1. 猪肝冲洗干净，切片，入锅焯水，捞出沥水；菠菜洗净，焯水，切段；大米淘洗干净，用水浸泡30分钟。

2. 锅置于火上，倒入适量清水烧开，放入大米用大火煮沸后改用小火慢熬。

3. 煮至粥将成时，将猪肝片放入锅中煮熟，再加菠菜段稍煮，然后加盐调味即可。

功效 补肝，明目，养血。

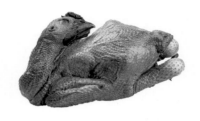

乌鸡

益气补血

性味：性平，味甘。

归经：肝、肾经。

功效：补肝益肾、益气补血、滋阴清热、健脾止泻等。

民间滋补方

民间常以乌鸡和多种药材搭配，加蜂蜜制成乌鸡白凤丸，是自古以来女性补气养血、调经止带的一种常用中药。

相较于普通鸡，乌鸡的营养价值更为丰富，吃起来口感也更加细嫩。中医认为，乌鸡有补肝益肾、益气补血、滋阴清热、健脾止泻的作用。《本草纲目》记载："乌骨鸡甘平，无毒。补虚劳羸弱，治消渴中恶，益产妇，治妇人崩中带下、虚损诸病，大人小儿下痢噤口。"

最补肾的吃法

炖炒 乌鸡可与多种食材搭配炖食或炒食，如香菇、萝卜、胡萝卜、山药、当归、枸杞子、红枣、党参等，均是补血养血的家常菜配搭。

煲汤 除了炒食、炖食外，与上述多种食材一起，多加些汤水，煲汤饮用，既可补血又可暖身，滋补效果非常好，尤其适于女性平时或经期前后食用。

食用提醒

乌鸡的鸡头、翅膀、鸡脚均可动风、生痰、助火，故不宜多食。乌鸡营养价值高，为使营养成分不被破坏，在烹调时，适合小火慢炖。

营养搭配

- **乌鸡+红枣** 补气血，适合气血不足、体虚者。
- **乌鸡+赤小豆** 补血养颜，强身健体。
- **乌鸡+桃仁** 补益肝肾，活血调经。

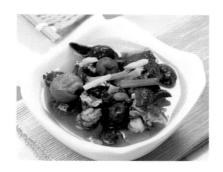

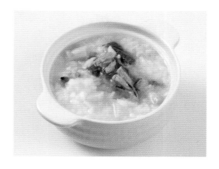

乌鸡汤

材料 乌鸡半只，红枣、龙眼肉各10枚，枸杞子20粒，姜片、葱段、料酒、盐各适量。

做法

1. 乌鸡洗净，剁成小块；红枣、龙眼肉、枸杞子分别洗净；锅中放入适量清水，大火烧开，转中小火，放入乌鸡，不盖锅盖煮3分钟，捞出后，用凉水清洗干净。

2. 砂锅内加入适量清水，放料酒和盐搅拌均匀，再将乌鸡块、红枣、龙眼肉、枸杞子、葱段、少许姜片一起放入，大火煮沸，小火煲3~5小时即可。

功效 滋补肝血，养颜护肤。

春笋乌鸡粥

材料 乌鸡肉、大米各100克，春笋50克，盐3克，香油少许。

做法

1. 春笋洗净，切块；大米淘洗干净，浸泡30分钟后捞出；乌鸡肉洗净后切成小块。

2. 锅中烧热水，分别将春笋块和乌鸡块放入水中略煮，捞出备用；锅中放入清水，大火烧开后将大米放入锅中，大火煮开后转小火熬煮15分钟，向锅中加入乌鸡块、春笋块继续煮40~50分钟，加入盐，再滴几滴香油，关火即可。

功效 活血养肝，缓解春困。

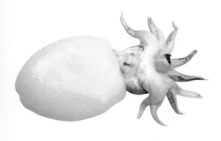

墨鱼

养血通经佳品

性味：性平，味甘、咸。
归经：肝、肾经。
功效：养血明目、通经安胎、利产止血、催乳等。

墨鱼，又称乌贼鱼、墨斗鱼。李时珍称它为"血分药"，是治疗女性贫血、血虚经闭的良药。中医认为，墨鱼具有滋肝肾、补气血、清胃热等功效。墨鱼还是女性的保健食品，有养血、明目、通经、安胎、利产、止血、催乳等功效，女人一生无论经、孕、产、乳各期，食用墨鱼都有好处。

◖ 最补肾的吃法

炒食 墨鱼洗净、切段或片后，与青椒、洋葱、韭菜、大葱等搭配快炒食用，是很常见的一种家常吃法，佐餐食用即可起到较好的补气血、养身体的作用。

煲汤煮粥 墨鱼也是煲汤煮粥的好食材，可与洋葱、番茄、香菇、排骨、瘦肉、大米、糯米等搭配煲煮成汤粥食用。将墨鱼同猪瘦肉或者猪蹄炖熟食用，可用于产后乳汁不足。

◖ 食用提醒

清洗墨鱼时，一定要将墨鱼表面的一层薄膜剥下来，以免有腥味。墨鱼嘌呤含量较高，痛风患者慎食。

◖ 营养搭配

- ✔ **墨鱼＋桃仁** 通经活血，适合经血量少的女性。
- ✔ **墨鱼＋猪肉** 补中益气，养血通乳。

推荐食谱

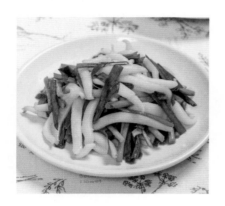
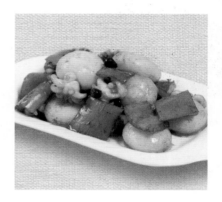

墨鱼炒韭菜

材料 墨鱼 200 克，韭菜 100 克，姜末、盐、植物油各适量。

做法

1. 墨鱼去除墨袋，抽去骨头，洗净，切丝；韭菜择洗干净，切段。

2. 炒锅置于火上，倒入适量植物油，待油烧至七成热，放姜末炒香，放入墨鱼丝翻炒至卷曲，倒入韭菜段炒熟，用盐调味即可。

功效 养血明目，补肾益气。

豉椒墨鱼仔

材料 墨鱼仔 200 克，青椒 100 克，蒜蓉、豆豉、蚝油、料酒、生抽、鸡精、胡椒粉、植物油各适量。

做法

1. 墨鱼仔去掉表皮，洗净，对半剖开，放入沸水中焯至八分熟，捞出沥干；青椒洗净，切块备用。

2. 炒锅内倒植物油烧热，爆香蒜蓉、豆豉后，放入青椒块翻炒，迅速加入墨鱼仔、生抽、料酒，翻炒至食材熟透，加鸡精、蚝油、胡椒粉调味即可。

功效 养身补血，补益肾脏。

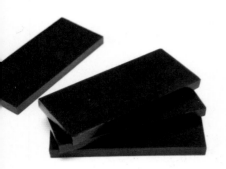

阿胶

补血止血

性味：性平，味甘、咸。
归经：肺、肝、肾经。
功效：补血止血、滋阴
润肺、安胎等。

🥣 民间滋补方

民间常用阿胶和小枣、枸杞子等一起制成阿胶枣，不但营养丰富，而且口感香甜。平时每天食用几枚，对于女性补益气血、滋阴养颜非常有好处。

阿胶为马科动物驴的皮经漂泡、去毛后熬制而成。中医认为，阿胶能补血止血、滋阴润肺及安胎等。现代医学研究认为，阿胶对促进血红蛋白和红细胞增长的作用优于铁剂，具有良好的补血作用，为治血虚要药，并有显著的止血作用，适用于各种出血症。阿胶还能增强人体免疫力，强身健体，护肤养颜。

◖ 最补肾的吃法

冲服 阿胶的做法有很多，将阿胶敲打成小块，用豆浆机打成粉末状，然后用开水或牛奶冲服，饭前服用效果更优。注意每次用量在 9 克左右为宜。

炖肉 将猪瘦肉或乳鸽或牛肉洗净、切成块，加水炖熟，入阿胶烊化（将胶状药物，如阿胶、鹿角胶等，放入已煎取的药液或汤液中慢慢溶化），低盐调味，饮汤食肉。

◖ 食用提醒

阿胶性质黏腻，患有感冒、咳嗽等病症或是腹泻、处于生理期时，应停服阿胶；消化不良及出血而有瘀滞者，也不宜服用阿胶。

◖ 营养搭配

✔ **阿胶＋龙眼肉** 滋阴养血。
✔ **阿胶＋瘦肉** 补血活血，适合虚弱、贫血者。

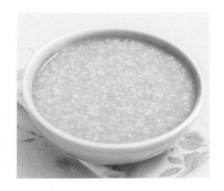

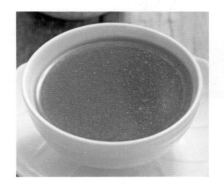

阿胶糯米粥

材料 糯米 100 克，阿胶 8 克，红糖 10 克。

做法

1. 阿胶擦洗干净，捣碎；糯米淘洗干净，用水浸泡 4 小时。
2. 锅置于火上，倒入适量清水烧开，放入糯米大火煮沸，再转小火熬煮成粥，放入阿胶碎拌匀，用红糖调味即可。

功效 阿胶含多种营养成分，补血效果明显，和糯米一起煮食，不仅能补血养血，还能促进骨骼发育，防治骨质疏松。

阿胶红枣核桃羹

材料 阿胶 8 克，红枣 10 枚，核桃 50 克，冰糖 5 克。

做法

1. 阿胶敲碎，放入耐热的碗中，送入蒸锅蒸至化开；核桃去皮，取肉，捣碎；红枣洗净。
2. 锅置于火上，放入红枣和适量清水，煮至红枣软烂，以汤勺碾碎，用干净纱布滤去枣皮和枣核，倒入另一个锅内，放入冰糖、核桃碎和阿胶小火熬成羹，产后每天早晨吃 2～3 汤匙即可。

功效 益气补血，润肤养颜。

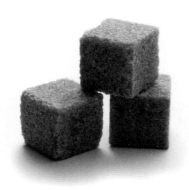

红糖

益气补血的温补佳品

性味：性温，味甘。

归经：脾经。

功效：益气补血、健脾暖胃、缓中止痛、活血化瘀等。

🌿 民间滋补方

民间常用小米和红枣一起熬粥，待小米熟烂，再加入红糖，以滋阴养血，治疗产后体虚、多汗，帮助产妇恢复体力。

红糖的益处在于"温而补之，温而通之，温而散之"，也就是我们俗称的温补。孕妇产后失血多，体力和能量消耗大，在产后的 7~10 天适量喝一些红糖水，能增加血容量，有利于产后体力的恢复，且对产后子宫的收缩和恢复、恶露的排出及乳汁分泌等，也有明显的促进作用。

◖ 最补肾的吃法

煲汤煮粥　红糖可以与多种食材一起煲汤或煮粥食用，如小米、糯米、赤小豆、红枣、生姜等，其味道甘甜，同时有较好的补血活血效果。受寒腹痛、月经来潮时或易感冒的人，也可用红糖姜汤祛寒。

冲水　红糖可以直接用沸水冲泡后饱腹，与红枣、生姜等搭配也可，非常适于女性在经期前后补血暖身饮用。

◖ 食用提醒

红糖性温，不宜连续长时间饮用，以免引起上火。胃酸多的人，包括糜烂性胃炎、胃溃疡及糖尿病患者，都应忌服红糖。

◖ 营养搭配

- ✔ **红糖 + 红枣**　补气血，适合贫血及脾胃虚弱者。
- ✔ **红糖 + 大米**　益气补血，健脾暖胃。
- ✔ **红糖 + 山楂**　活血调经。

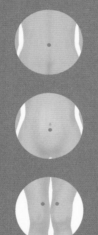

第四章

人体
自带补药

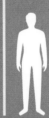

补肾益肾穴，养护生命之根

汇聚肾经元气：涌泉穴

涌泉，顾名思义就是水如泉涌。《黄帝内经》中说："肾出于涌泉，涌泉者足心也。"意思是说，肾经之气犹如源泉之水，来源于足下，涌出灌溉周身四肢各处。经常按摩涌泉穴，可以活跃肾经经气，振奋人体之正气，调整脏腑之功能，从而强身健体，防止早衰，尤其适用于肾精亏虚引起的眩晕、失眠、耳鸣、头痛等。

◖涌泉穴取穴方法

涌泉穴位于足底前部凹陷处，第二、三趾趾缝纹头端与足跟连线的前1/3处，即当脚屈趾时，脚底前凹陷处。

◖按摩涌泉穴养肾法

睡前用拇指按涌泉穴100次，直至感到穴位酸胀为止。或者在床上取坐位，双脚自然向上分开（或取盘腿坐位），然后用双手拇指从足跟至足尖向涌泉穴处，做上下反复的推搓。

◖艾灸涌泉穴滋阴降火

将清艾条点燃，对准涌泉穴施行温和灸，以感觉温热舒适、不烫为度，每穴各灸10～15分钟。灸后喝点温开水。

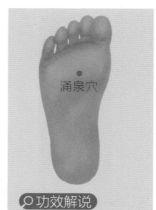
涌泉穴

ρ功效解说

按摩涌泉穴可以开窍苏厥，滋肾清热，降逆通络，培补元气。主治眩晕、昏厥、癫狂、失眠、咽喉肿痛、失音、足心热。

调补肾阴肾阳：太溪穴

太溪穴是肾经的原穴，是肾中元气经过和留止的部位，所以古人称太溪穴为"回阳九穴之一"，认为其具有很强的回阳救逆之功。古代很多医家面对垂危的患者，多用这个穴"补肾气、断生死"，如果在这个穴位上能摸到跳动的动脉，说明肾气未竭，还可救治；如果没有跳动，就说明患者阳气欲脱，比较危险了。

◖ 太溪穴取穴方法

取穴时可采用正坐、平放足底或仰卧的姿势，太溪穴位于足内侧，内踝尖与脚跟跟腱之间的凹陷处。

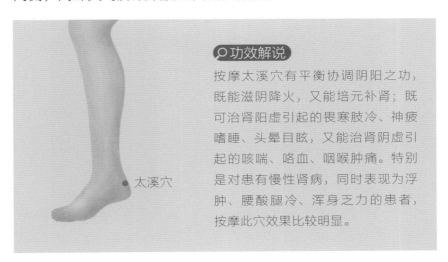

太溪穴

🔍 功效解说

按摩太溪穴有平衡协调阴阳之功，既能滋阴降火，又能培元补肾；既可治肾阳虚引起的畏寒肢冷、神疲嗜睡、头晕目眩，又能治肾阴虚引起的咳喘、咯血、咽喉肿痛。特别是对患有慢性肾病，同时表现为浮肿、腰酸腿冷、浑身乏力的患者，按摩此穴效果比较明显。

◖ 按摩太溪穴补肾法

每次按摩太溪穴 5 分钟左右，可用对侧手的拇指按揉，也可以使用按摩棒或光滑的木棒按揉。按揉的力度，除了要有酸胀的感觉之外，最好还有麻的感觉。也可将艾条点燃对准太溪穴，距皮肤 3~5 厘米进行熏灸，一般灸 5~7 分钟，至皮肤出现红晕即可。

强肾固本，温肾壮阳：命门穴

命门穴是人体督脉上的要穴，为元气所注之处，主司人体的阳气，为生命活动的动力来源。命门火衰的病症与肾阳不足证候多属一致，补命门多具有补肾阳的作用。因此，经常按摩命门穴可强肾固本，温肾壮阳，强腰膝、固肾气，延缓人体衰老，疏通督脉。

◖ 命门穴取穴方法

取俯卧位，命门穴在腰部，当后正中线上，第二腰椎棘突下凹陷中。

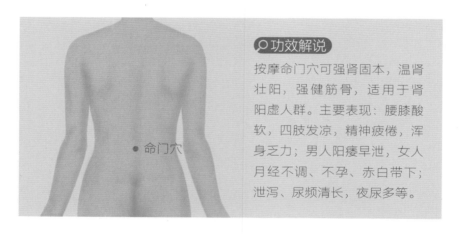

● 命门穴

🔍功效解说

按摩命门穴可强肾固本，温肾壮阳，强健筋骨，适用于肾阳虚人群。主要表现：腰膝酸软，四肢发凉，精神疲倦，浑身乏力；男人阳痿早泄，女人月经不调、不孕、赤白带下；泄泻、尿频清长，夜尿多等。

◖ 按摩命门穴温肾壮阳

掌擦法：用掌根上下反复搓擦命门穴，以感觉发热、发烫为度，约 10 分钟即可。

掌摩法：用掌心对着命门穴旋转摩擦，以感觉发烫为度，最后用力点压命门穴 3~5 次。因为手掌心的劳宫穴是火穴，此法可以添加命门之火。

❻ 艾灸命门穴延缓衰老

　　艾灸命门穴 10 ~ 15 分钟，艾盒灸命门穴 20 ~ 30 分钟。温和灸至皮肤稍见红晕为度，每日 1 次，每月 20 次。常灸命门穴可补肾壮阳、强健筋骨。

滋阴壮阳，补肾健腰：肾俞穴

　　肾俞穴为肾的背俞穴。长期从事脑力劳动的人好静不好动，易致人体阳气相对不足，会产生乏力、疲劳、健忘及睡眠不好等症状。每天不妨按摩肾俞穴几分钟，便可以缓解疲劳。"人老腿先老"，中老年人多见腰腿痛，其实是肾气衰微的表现，坚持按摩或艾灸肾俞穴，肾气足了，自然腰背不酸，腰腿不疼了。

❻ 肾俞穴取穴方法

　　肾俞穴在腰部第二腰椎棘突下旁开 1.5 寸处，与命门穴相平。

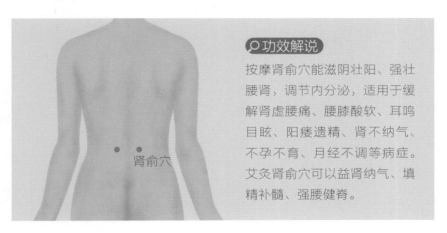

肾俞穴

🔍功效解说

按摩肾俞穴能滋阴壮阳、强壮腰肾，调节内分泌，适用于缓解肾虚腰痛、腰膝酸软、耳鸣目眩、阳痿遗精、肾不纳气、不孕不育、月经不调等病症。艾灸肾俞穴可以益肾纳气、填精补髓、强腰健脊。

◖ 按摩肾俞穴补肾法

两手握拳，以示指掌指关节突起部放在两侧肾俞穴上，先以顺时针方向压揉9次，再以逆时针方向压揉9次，如此连做36次。或者直接用手指按揉肾俞穴，至出现酸胀感且腰部微微发热为止。也可双掌摩擦至热后，将掌心贴于肾俞穴上下来回摩擦50~60次，两侧同时或交替进行。

◖ 艾灸肾俞穴预防骨质疏松

中医认为，肾主骨，中老年原发性骨质疏松症多与肾精不足有关。艾灸肾俞穴，可改善原发性骨质疏松患者关节、肌肉、韧带功能，增强患者活动能力。方法：用温和灸，将艾条点燃的一端靠近肾俞穴（一般距皮肤约3厘米），如有灼痛感，应及时移动艾条以防烫伤。灸至皮肤稍有红晕即可，一般灸10~15分钟，每日1次，每月可灸10次。

健腰益肾，缓解腰痛：腰眼穴

常按摩腰眼处，能强腰健肾，这对于中年男性来说尤为重要。因为中年过后，肾气多不足，但多数人补肾的方法是食补，而忽略了一些按摩手法，如肾虚常会导致腰酸腰痛，这个时候就可以多按揉腰眼穴。

☾ 腰眼穴取穴方法

取俯卧位，腰眼穴在第四腰椎棘突下旁开约 3.5 寸凹陷中。

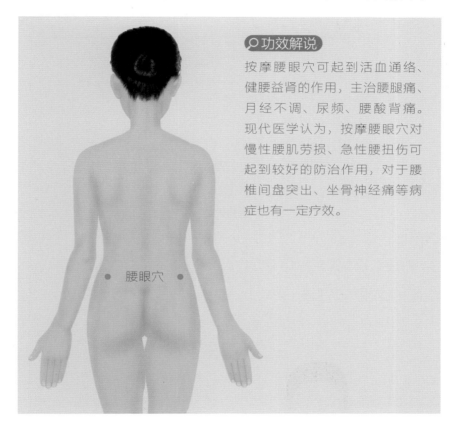

🔍功效解说

按摩腰眼穴可起到活血通络、健腰益肾的作用，主治腰腿痛、月经不调、尿频、腰酸背痛。现代医学认为，按摩腰眼穴对慢性腰肌劳损、急性腰扭伤可起到较好的防治作用，对于腰椎间盘突出、坐骨神经痛等病症也有一定疗效。

腰眼穴

☾ 按摩腰眼穴护肾法

将双手拇指指腹放于腰眼穴上，逐渐用力下按，当下压至最大限度时，维持 30 秒，然后缓慢减力，恢复原状，以腰部酸胀为度。或两手握拳，用拇指掌指关节紧按腰眼，旋转用力按揉30～50 次，以感到酸胀为宜。或两手掌根紧按腰部，用力上下擦动，动作要快速有力，以感到发热为止。

补气理气穴，
抵御外邪侵袭

益宗气第一穴：膻中穴

　　膻中穴位于两乳之间，在人胸口的位置。膻中有上气海之称，主要功能是调益宗气，既益脾肺之气，又能调一身之气，尤其对心肺的保健功效很好。西医里，膻中穴的位置就相当于胸腺所在。胎儿在母体中的时候胸腺是非常大的，它是一个很大的免疫器官。青春期之后，胸腺就会逐渐退化并萎缩。我们经常按摩这个穴位，目的就在于刺激它以增强免疫力，抵御外邪。

⊂ 膻中穴取穴方法

　　膻中穴很好找，在两个乳头连线的中点上。

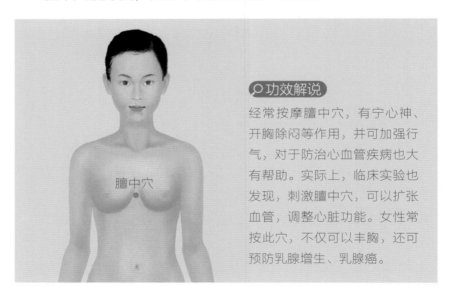

膻中穴

♀功效解说

经常按摩膻中穴，有宁心神、开胸除闷等作用，并可加强行气，对于防治心血管疾病也大有帮助。实际上，临床实验也发现，刺激膻中穴，可以扩张血管，调整心脏功能。女性常按此穴，不仅可以丰胸，还可预防乳腺增生、乳腺癌。

☾ 按摩膻中穴调畅气机

按摩膻中穴一般选用拇指或中指的指腹，力度以稍有疼痛感为宜。每次按摩 10 秒左右即可,6 次为 1 遍，一般每天按摩 3~5 遍。为了增强效果，按摩切忌用蛮力。肥胖的朋友按摩时，用力可稍大些，偏瘦的朋友，动作要轻柔些。

益心气，宽胸膈：内关穴

内关穴是心脏保健的要穴，属于心包经。中医说，平时如果感到心脏不舒服，可以试着按按内关穴。"心胸寻内关"是说内关穴具有益心气、宽胸膈的功效，凡心胸诸症（如心痛、心悸、胸闷、胸痛等）用此穴都有较好的防治效果。

☾ 内关穴取穴方法

在前臂前区，腕掌侧远端横纹上 2 寸，掌长肌腱与桡侧腕屈肌腱之间。

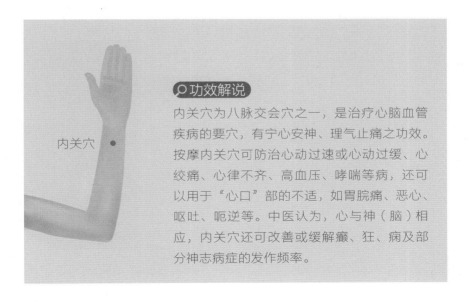

内关穴

🔎功效解说

内关穴为八脉交会穴之一，是治疗心脑血管疾病的要穴，有宁心安神、理气止痛之功效。按摩内关穴可防治心动过速或心动过缓、心绞痛、心律不齐、高血压、哮喘等病，还可以用于"心口"部的不适，如胃脘痛、恶心、呕吐、呃逆等。中医认为，心与神（脑）相应，内关穴还可改善或缓解癫、狂、痫及部分神志病症的发作频率。

◖ 按摩内关穴养心法

　　按揉内关穴力度要适中，不可太强，以酸胀为佳。用于缓解不适症状时，以左手拇指指腹按右手内关穴，以右手拇指指腹按左手内关穴，交替进行，每次5~10分钟。平时可以边走边按，也可以在工作之余进行揉按，按揉2~3分钟即可。要注意指甲不宜过长，否则会掐伤皮肤。

补元气第一穴：气海穴

　　古人说"气海一穴暖全身"，气海就像是气的海洋一样，能够大补元气。此穴在下腹部，而下腹部是女性子宫、男性精囊的藏身之处，都是极其重要的部位。中医认为，刺激气海穴能够治疗脏气虚弱、元气不足等一切因气虚导致的疾病，所以补气首选气海穴。

◖ 气海穴取穴方法

　　气海穴也就是常说的"丹田"所在，位于肚脐正下方1.5寸（将示指与中指并拢，其宽度即为1.5寸），是任脉上的穴位。

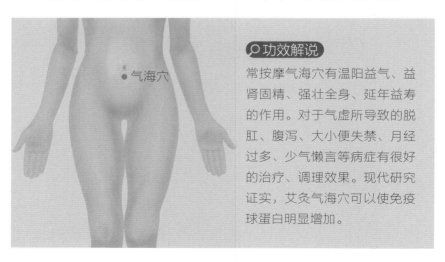

气海穴

🔍 功效解说

常按摩气海穴有温阳益气、益肾固精、强壮全身、延年益寿的作用。对于气虚所导致的脱肛、腹泻、大小便失禁、月经过多、少气懒言等病症有很好的治疗、调理效果。现代研究证实，艾灸气海穴可以使免疫球蛋白明显增加。

◯ 按摩气海穴补气法

按摩气海穴，可采用点按、点揉、滚揉和擦摩手法，以补法为主（顺时针按揉）。

◯ 艾灸气海穴升阳法

阳气不足、虚证患者，用艾灸气海穴，效果更佳。操作方法：将点燃的艾条悬放于气海穴上。施灸时，将艾条一端悬放在距皮肤约3厘米处，以皮肤感觉温热但不烫为度。每次20~30分钟。

封藏一身真元：关元穴

元气会越用越少，怎样才能更好地固护元气呢？按摩或艾灸关元穴就是很好的方法。关元穴就像人身体的一个阀门，将人体元气关在体内让它不泄漏，是男子藏精、女子蓄血之处，是人身上元阴、元阳的蓄积之处。中医称关元穴为元阴元阳交会穴，更有"不老穴"之称，且具有强壮作用。

◯ 关元穴取穴方法

在肚脐正下方3寸（将示指、中指、环指、小指并拢的宽度），即关元穴。

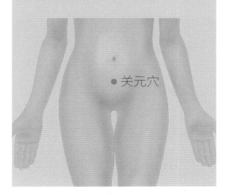

🔍 功效解说

中医认为，关元穴具有培肾固本、温肾固精、补益下焦、补气回阳、理气和血、通调冲任之功，凡元气亏损者均可使用。临床上多用于泌尿、生殖系统病症。另外，艾灸关元穴还能补虚损，治疗疲劳羸瘦以防病强身。

●关元穴

◖ 按摩关元穴培元固本

左手掌叠放于右手掌下，掌根紧贴于关元穴位上，逆时针揉50～100次，再换以右手掌根紧贴于关元穴，顺时针揉50～100次，揉至有热感时为宜。然后，随呼吸按压关元穴3分钟。或将一手拇指指腹放在关元穴上，适当用力按揉30～50次，揉按力度以感受到微微酸胀为佳。

◖ 艾灸关元穴防病强身

灸治时点燃艾条，距关元穴3厘米处熏灸，每次灸10～20分钟，以灸至局部稍红为度，每周灸1～2次。

强脾胃之气：足三里穴

在胃经上，有一个著名的穴位叫足三里穴。经常按摩足三里穴，是养护我们脾胃之气的一个好方法。古人以足三里穴强身祛病、延年益寿，可以追溯到近2000年前的东汉末年。当时，名医华佗就以足三里穴治疗"五劳羸瘦、七伤虚乏"。

◖ 足三里穴取穴方法

从犊鼻穴直下3寸，在胫骨与腓骨之间，由胫骨旁开一横指（中指指关节横度）处就是足三里穴。

> **功效解说**
>
> 足三里穴是人体强壮穴之一，艾灸或按摩足三里穴能治疗消化系统的常见病症，如十二指肠溃疡、急性胃炎、胃下垂等，解除急性胃痛的效果尤其明显。对于呕吐、呃逆、嗳气、肠炎、痢疾、便秘、泄泻等，也有辅助治疗作用。

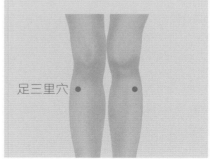

足三里穴

◖ 按摩足三里穴强健脾胃

每天用拇指或中指按压足三里穴1次，每次按压5~10分钟。注意每次按压要有酸胀、发热的感觉，因为小腿部皮肤较厚，力量可以适当大些，但用力时不可以憋气。

◖ 艾灸足三里穴扶助正气

每周艾灸足三里穴1~2次，每次灸15~20分钟。具体方法：将艾条点燃，悬于足三里穴上方2厘米处，使温热感穿透肌肤。注意艾灸时应让艾条的温度稍高一点，使局部皮肤发红，将艾条沿足三里穴缓慢地上下移动，以不烫伤局部皮肤为度。

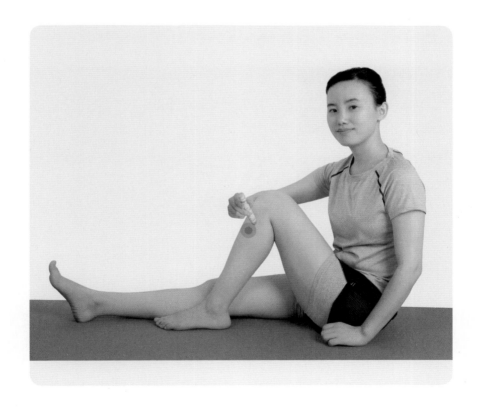

补血养血穴，
滋养五脏六腑

妇科病要穴：三阴交穴

中医认为，女性从月经、怀孕、生产、哺乳一直到绝经，都离不开血的支持。五脏六腑中，脾为气血生化的源泉，肝主藏血，肾主生殖。女性的很多疾病都是由肝、脾、肾出现问题引起的，而三阴交穴可以通调这三条经，健脾益血、调肝补肾。难怪人称"妇科三阴交"，顾名思义，此穴对妇科病很有疗效。

◐ 三阴交穴取穴方法

内踝尖直上3寸，按压时有一骨头为胫骨，三阴交穴位于胫骨后缘靠近骨边凹陷处。

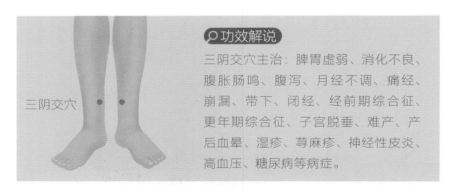

三阴交穴

功效解说

三阴交穴主治：脾胃虚弱、消化不良、腹胀肠鸣、腹泻、月经不调、痛经、崩漏、带下、闭经、经前期综合征、更年期综合征、子宫脱垂、难产、产后血晕、湿疹、荨麻疹、神经性皮炎、高血压、糖尿病等病症。

◐ 按摩三阴交穴补肝脾肾

用拇指或中指指腹按压对侧三阴交穴，一压一放为1次，适当配合按揉动作，使之有阵阵酸胀感。

⊂ 艾灸三阴交穴缓解盆腔炎

艾灸阿是穴（腹部压痛明显处）、三阴交穴可缓解盆腔炎。具体方法：艾条每次 1 支，艾灸痛点有温热舒服的感觉，灸至皮肤出现红晕。每次灸 20～30 分钟，7 日为 1 个疗程，休息 2 天后，再进行第 2 个疗程，一般灸 1～2 个疗程。

生新血，祛瘀血：血海穴

血海穴具有祛瘀生新的功能，为脾经上的重要穴位之一。古代，人们不经意间发现刺破这个地方就可以祛除人体内的瘀血，因此用它来治疗体内瘀血的病症。其实，它不仅能祛瘀血，还能促生新血，女人一生以血为本，所以它是女性保健最常用穴位之一，能通治各种与血有关的疾病，无论是出血、瘀血，还是贫血、血不下行，都可选用此穴。

⊂ 血海穴取穴方法

屈膝时位于大腿内侧，髌底内侧上 2 寸，股四头肌内侧头的隆起处即血海穴。

⊂ 按摩血海穴调经统血

痛经的时候，可用两手拇指重叠按压血海穴，要是在腰上放一个暖水袋效果会更好。也可用拇指点揉两侧血海穴 3 分钟，力量不宜太大，能感到穴位处有酸胀感即可。

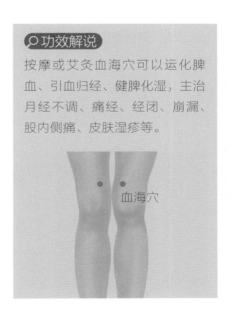

🔎功效解说

按摩或艾灸血海穴可以运化脾血、引血归经、健脾化湿，主治月经不调、痛经、经闭、崩漏、股内侧痛、皮肤湿疹等。

血海穴

◖ 艾灸血海穴止痒

　　皮肤瘙痒症是老年人在秋冬季节常见的皮肤病，属中医学"风瘙痒""痒风""血风疮"的范畴。中医认为"血虚生风"，所以在中医里素有"治风先治血，血行风自灭"的治法。血海穴具有调节气血、祛风的作用，故而此穴还有止痒的特殊功效。艾灸此穴 2 分钟，会有意想不到的止痒效果。

调血安神之功：肝俞穴

　　肝俞穴属于足太阳膀胱经，为肝的背俞穴。背俞穴是脏腑之气输注于背腰部的腧穴，因腧穴与其相应的脏腑有生理和病理上的密切联系，故肝俞穴多用于治疗急慢性肝炎、视力下降等，又因肝藏血，还可治月经不调、妊娠腹痛等需调血安神之疾。

◖ 肝俞穴取穴方法

　　正坐或俯卧，肝俞穴位于人体的背部脊椎旁，第九胸椎棘突下，左右旁开 1.5 寸。

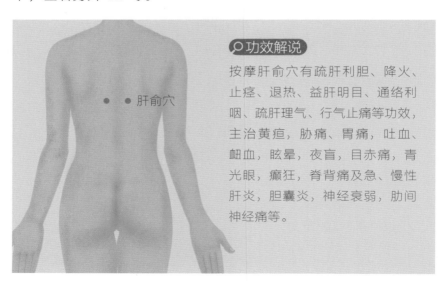

● ● 肝俞穴

Q 功效解说

按摩肝俞穴有疏肝利胆、降火、止痉、退热、益肝明目、通络利咽、疏肝理气、行气止痛等功效，主治黄疸，胁痛、胃痛，吐血、衄血，眩晕，夜盲，目赤痛，青光眼，癫狂，脊背痛及急、慢性肝炎，胆囊炎，神经衰弱，肋间神经痛等。

◑ 按摩肝俞穴养血明目

当感到眼红、眼痛时，可用双手拇指分别按压同侧肝俞穴，做旋转运动，由轻到重至能承受为止，每次持续 5～10 分钟。或用双手拇指指腹按压肝俞穴 5 秒钟后放松，重复 5 次。

◑ 艾灸肝俞穴改善肝炎症状

肝俞穴为肝的背俞穴，期门穴为肝的募穴。慢性乙型肝炎病位在肝，选用俞募配穴法，对于改善肝炎相关症状有一定疗效，体现了"腧穴所在，主治所及"的局部选穴原则。艾灸这两个穴位时，艾条温灸 10～15 分钟，艾炷灸 5～7 壮。

活血行血，补血养血：膈俞穴

膈俞穴因内应横膈，故名。本穴属足太阳膀胱经，为八会穴之血会。膈俞穴的作用相当于中药里活血养血的当归，还兼有补血止血佳品阿胶的作用。经常按摩膈俞穴，不仅能纠正贫血，治疗血虚导致的皮肤瘙痒，还能缓解阴血亏虚导致的潮热、盗汗。

◑ 膈俞穴取穴方法

取俯卧位，膈俞穴在第七胸椎（两侧肩胛骨的下角平对第七胸椎）棘突下，旁开 1.5 寸处。

◑ 按摩膈俞穴活血通脉

由家人用双手拇指指腹分别按揉两侧的膈俞穴。按揉的手法要均匀、柔和，以局部有酸痛感为佳。

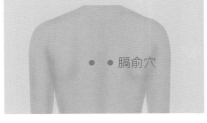

🔍功效解说

按摩或艾灸膈俞穴不仅具有活血化瘀的作用，还兼具养血生血、健脾补心、理气止痛之功。动物实验结果表明，针刺膈俞穴可加速红细胞和血红蛋白的恢复。

膈俞穴

⟡ 艾灸膈俞穴理气宽胸

将艾条一端点燃，在距离膈俞穴皮肤3厘米处固定不动，使施艾部位有温热舒适感，以局部皮肤红润不感灼痛为度，每次灸10～15分钟。

健脾统血，固崩止漏：隐白穴

隐白穴是足太阴脾经上的一个重要穴位，对各种出血症状都能有效地缓解。中医认为，崩漏的主要原因是冲任不固，脏腑失调。因此，在治疗上应着重补肝健脾益肾，调养冲任。

⟡ 隐白穴取穴方法

隐白穴位于足大趾内侧趾甲旁0.1寸处。

⟡ 按摩隐白穴健脾法

踮起脚尖，足大趾点地旋转数周，对缓解脾郁效果显著。也可用指甲尖点它，或者找个细一点的按摩棒来点按，效果都很好。

⟡ 艾灸隐白穴止崩漏

把艾条的一端点燃后，悬于一侧隐白穴上1.5厘米处，每次悬灸15～20分钟，以隐白穴周围肤色转红有热感为止。先灸一侧，然后灸另一侧，每日可灸3～4次。

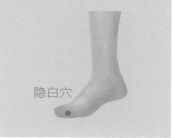

🔍功效解说

隐白穴为足太阴脾经的井穴，刺激该穴激发了经气，有健脾和胃、益气摄血的功效。艾灸隐白穴可温经通络，使脾的统血职能得以恢复，达到固崩止漏的效果。

隐白穴

每天几个小动作
体不虚病不侵

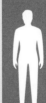

9 个小动作，
助你固护先天之本

护肾壮阳：晨起提肛

提肛运动，又叫回春术。中医认为，肛门处于人体经络的督脉上，提肛能提升阳气、排除浊气，从而起到养肾生精之功效。提肛运动简单易行，早晨是阳气升发的时间，晨起做提肛运动，可以振奋阳气、固精养肾。但要注意避免急于求成，以感到舒适为宜，关键在于持之以恒。如果肛门出现局部感染、痔疮急性发炎、肛周脓肿等，则不宜进行提肛练习。

◖ 站立提肛法

1. 两腿分开，与肩同宽，双臂放松，深呼吸。

2. 精神集中，收腹，慢慢吸气，同时向上收提肛门，屏住呼吸并保持收提肛门 2~3 秒钟，然后全身放松。

3. 静息 2~3 秒后，再重复上述动作。如此反复 10~20 遍，每日进行 3~5 次。

◖ 卧式提肛法

1. 躺下，集中精神，收腹，慢慢吸气，同时有意识地向上收提肛门。

2. 将肺中的气体尽量呼出后，屏住呼吸，保持收提肛门 2~3 秒。

3. 全身放松，让空气自然进入身体中。

4. 静息 3~4 秒，重复以上动作。每日 1~2 次，每次 5 分钟。

5. 同样，尽量在吸气时收提肛门，然后全身放松，让肺中的气体自然呼出。

护肝、明目、强肾：鸣天鼓

"鸣天鼓"是我国流传已久的一种自我按摩保健方法，意即击探天鼓。该法来源于邱处机的健身术："两手掩耳，即以第二指压中指上，用第二指弹脑后两骨做响声，谓之鸣天鼓（可祛风池邪气）。"

中医学认为，肾开窍于耳，肾气足则听觉灵敏；耳通于脑，脑为髓之海，髓海赖肾的精气化生和濡养，肾虚则髓海不足，容易导致头晕、耳鸣。鸣天鼓时的掩耳、叩击可以对耳产生刺激，所以，该练习能够达到调补肾元、强本固肾的功效，对头晕、健忘、耳鸣等肾虚症状均有一定的防治作用。

◖ 操作方法

将双掌搓热，把两手掌心分别按在两耳上，示指、中指和环指轻轻敲击脑后枕骨，敲 60 下。接着将掌心罩在耳朵上，然后示指从中指上滑下叩击后脑部，耳朵里会发出"嗡"的一声，连续做 9 次。

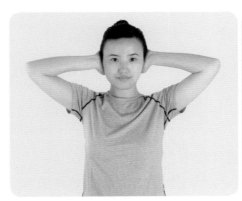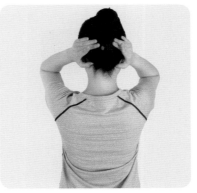

固肾益精，强壮腰膝：摩腰捶腰

锻炼腰腹有疏通带脉、强壮腰脊和固肾益精的作用。腰部为"带脉"（环绕腰部的经脉）所行之处，常按摩腰部能够温煦肾阳、畅达气血。

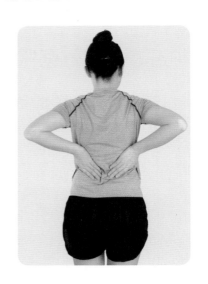

◖ 摩搓腰骶温肾阳法

两手对搓发热后，紧按在腰眼处，稍停片刻，然后用力向下搓至长强穴（在尾骨下方，尾骨端与肛门连线的中点处）。每次做50～100遍，每天早晚各做1次。

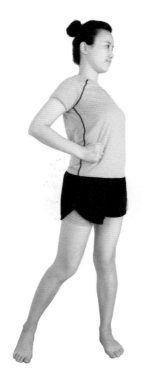

◖ 叩捶腰腹法

1. 两腿开立微弯，与肩同宽，双手半握拳置于腰侧，先向左转腰，再向右转腰。

2. 同时，双臂随腰部的左右转动而前后自然摆动，并借摆动之力，双手一前一后交替叩击腰背部和小腹，力度大小根据具体情况而定，如此连续做20次左右。

强肾又利尿：踮脚

踮脚，看似是一个简单的小动作，其实，它不仅可以活动四肢和大脑，对肾也有保护作用。常踮脚可以牵拉腰背激发腿部的膀胱经、肾经经气，有利于扶阳养阳，从而达到益肾强精的效果。若男性患有前列腺疾病，小便时踮脚亦有尿畅之感。

◖ 操作方法

1. 男性小便时，提起脚后跟，踮起脚尖，10 个脚趾用力抓地，两脚并拢，提肛收腹，肩向下沉。每日 5~6 次，连续 1~6个月。

2. 女性小便时，在坐蹲的同时，将第一脚趾和第二脚趾用力着地踮一踮。每日 5~6 次，连续 1~6 个月。

强筋补气，补肾强腰：蹲马步

蹲马步是多种武功的入门基础招式，主要考验练功者的耐力和下盘根基。蹲马步的好处是强筋补气、壮肾强腰，调节人的精气神，增强平衡感。经常练蹲马步能够强身健体，使整个人都精神焕发。

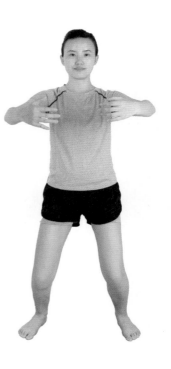

◖ 操作方法

1. 两腿平行开立，两脚间距离三个脚掌的宽度，然后下蹲，脚尖平行向前。

2. 两膝向外撑，膝关节不能超过脚尖，大腿与地面平行。同时，骨盆向前内收，臀部勿突出。含胸拔背，勿挺胸，胸要平，背要圆。两手可环抱胸前，如抱球状。

恢复精力的好方法：金鸡独立

中医认为"久站伤骨"，伤骨就是伤肾。所以，站立时间太长，就可以两脚轮换着做金鸡独立动作。金鸡独立可以很好地引血下行、引气归元，将气血收于肝经的太冲穴、肾经的涌泉穴和脾经的太白穴，快速地恢复肝、脾、肾的功能。

◐ 操作方法

在练习时，只需要将双眼微闭，手臂平伸，任意抬起一只脚，另一只脚支撑全身就可以了。

注意：关键是不要睁开双眼，以充分调动和刺激大脑神经对身体各个器官的平衡进行调节。

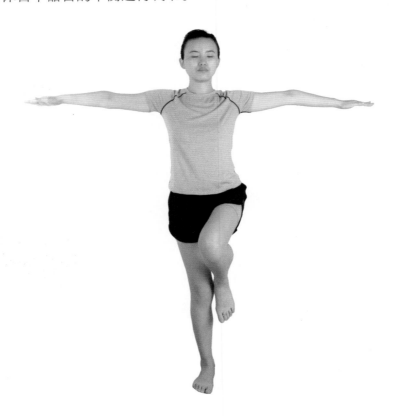

防止肾气外泄：咬牙切齿

中医认为，齿为骨之余，是肾之精华的外在体现。上厕所的时候，咬牙能帮助固摄住肾气。

◖ 操作方法

如厕排便时，闭目静息，上下牙齿紧紧咬合，然后排便，便后再松开紧咬的牙齿。闲暇时，也可以把全口上下牙齿紧紧合拢，用力一紧一松地咬紧放松。咬紧时用力，放松时上下牙齿也不离开，反复20多次即可。

孙思邈的不老术：叩齿咽津

"药王"孙思邈不仅是一代卓越的医药学家，还是养生方面的实践家。相传，孙思邈活到141岁才仙游，他每天数叩齿饮玉浆（唾液），然后引气从鼻入腹，做腹式深呼吸，吐故纳新。这位"药王"的很多养生法都值得现代人借鉴。

◖ 叩齿咽津的方法

民谚说"朝暮叩齿三百六，七老八十牙不落"。每天早晨上下牙齿反复相互咬叩60～360次，不仅能强健牙齿，对身体其他器官也是很好的锻炼。

注意，叩齿时，要稍用力使牙齿"嘚嘚"有声，速度不宜过快，避免咬伤颊黏膜和舌部；力度不宜太大，以不引起疼痛不适为度。此外，有人强调按不同牙齿分别进行叩击，先叩击臼齿（大牙），然后叩击门牙、犬牙各数十次，因为这样可以使不同平面上的每颗牙齿都能叩到。叩齿结束后，记得要用舌头沿上下牙齿内外侧转搅1圈，将口水慢慢咽下。

◖ 卯时是叩齿咽津的时间

卯时（5:00—7:00）大肠经当令，这个时候应排便，把垃圾、毒素排出体外。但在排便之前，大家醒来后首先要在床上叩齿咽津，这样做有两个好处：其一，使人收到精盈、气足、神全之效果；其二，下齿属大肠经脉络，叩齿咽津可以促进大肠通降，促进排便。

◖ 叩齿咽津的功效

中医认为，肾主骨，齿为骨之余。经常叩齿，能使经络畅通、强肾固精，起到预防牙周病和龋齿的作用。

人们为什么说牙好胃口就好呢？因为上齿属胃经脉络，健康的牙齿有助于嚼细食物，胃的负担也就减轻了，从而养胃。所以，三餐之后叩齿还能增强胃肠功能，帮助消化。而且坚持每天叩齿还可以促进面部血液循环，增强大脑的血液供应，使皱纹减少，起到延缓衰老的作用。

双补脾肾固元气：揉腹

中医认为，腹部是"五脏六腑之宫城，阴阳气血之发源"，它的中心点是肚脐，从肚脐周围画出的一个圈，道家称为"丹田"。

人体元气发源于肾而藏于丹田，是生命活动的源动力。脾胃更是人体气机升降的"枢纽"，所以，揉腹能通和上下、分理阴阳、双补脾肾、强肾固本，是延年益寿的最好方法之一。

◖ 揉腹的方法

早上起床前或晚上临睡前，排空小便，取仰卧位，双腿屈曲，先做几次深呼吸，放松全身，排除杂念；然后用左手心对着肚脐，右手叠放在左手背上，以脐部为中心，稍稍用力，做顺时针方向按揉，按揉的范围由小到大，再由大到小，连续按揉50次；再两手上下互换一下位置，做逆时针方向连续按揉50次。

按揉时用力要柔和、均匀，要有一定的渗透力，注意力要集中，呼吸要自然。按揉结束后，可以将发热的双手放在"丹田"处（脐下1.5寸处），使揉动时的热量充分被身体利用。

◐ 揉腹的功效

人体腹腔有许多重要器官，诸如胃、肝、胆、胰、脾、肾、小肠、大肠、膀胱等，被称为"五脏六腑之宫城，阴阳气血之发源"。现代医学认为，按揉腹部可预防消化性溃疡，防止大腹便便；可以防治肾衰、肝炎，对高血压、冠心病、糖尿病都有辅助治疗作用；还可以防治遗精、前列腺炎、便秘、痔疮等疾病。另外，睡前按揉腹部可镇静安神，防止失眠。

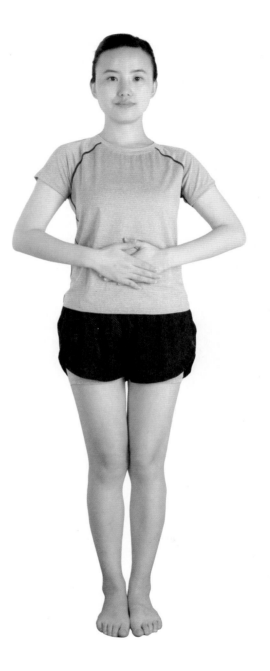

7 个小动作，
瞬间使你神清气爽

最简单有效的补气法：清晨拍手

拍手是一种很好的养生方法，其主要功能就是补气。为什么要清晨拍手呢？因为早上旭日东升，天地间的阳气开始慢慢升发，人体内的阳气也随着旭日开始充盛。这时拍手能够促进阳气的升发，有利于全身之气的运行。

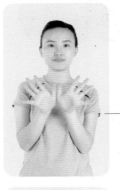

1 两拇指相对，均匀拍击少商穴。

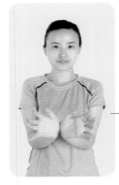

2 大鱼际部位对击 36 次，叩击鱼际穴。

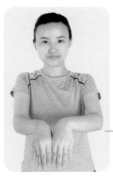

3 叩击两手合谷穴 36 次。

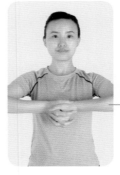

4 双手交叉互击 36 次，叩击八邪穴。

调节心肺气机：展肩扩胸

  长期久坐会造成肩膀前耸、胸闷，做做展肩扩胸运动，可使胸腔放松，畅通心肺气机，调节人体呼吸及全身气血运行。

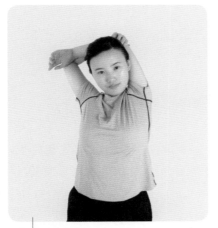 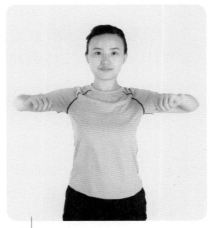

1 保持站立姿势，双手置于身后，右手握住左肘，向右向后缓缓拉动左臂，头部向右倾斜拉伸颈部，姿势保持 20 秒，然后反方向练习。

2 两脚间距与肩同宽站立，双臂弯曲平举，双手轻握拳，做最大限度地扩胸运动，同时抬头挺胸，呼气时还原。

增加通气量，缓解呼吸困难：腹式深呼吸

  腹式呼吸法，是指吸气时腹部鼓起，呼气时腹部内收的呼吸法。经常做腹式呼吸能增加膈肌的活动范围，有利于排出较多的二氧化碳，有助于肺部保养。

C 操作方法

　　1. 初学者宜取半卧位，两膝半屈（或在膝下垫一个小枕头）使腹肌放松，两手分别置于前胸和上腹部，用鼻子缓缓吸气时，膈肌松弛，腹部鼓起，放于腹部的手有向上抬起的感觉，而胸部的手不动。

　　2. 呼气的时候，腹肌收缩，放于腹部的手有下降感。可以每天做练习，每次做 5 ~ 15 分钟。

宣通肺气，去除胸闷：捶胸顿足

　　人生气时容易有一个动作——捶胸顿足。从中医的角度看，捶胸这个动作，的确有消除烦闷的作用，因为捶胸时可以刺激到膻中穴（位于体前正中线，两乳头中间）。适度地拍打这个穴位，可以补肺气，畅通呼吸，解除胸部疼痛、腹部疼痛、心悸、呼吸困难等症状。现代医学认为，捶胸顿足可改善心肺循环，有利于肺部气体交换，同时振动心脏使冠状动脉的血流加快，使胸闷得以舒缓。

C 操作方法

　　双手轮番击打胸背部，交替着做下蹲动作。轮番击打胸背部各 2 次，穿插下蹲 2 次。

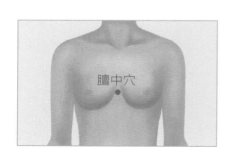

膻中穴

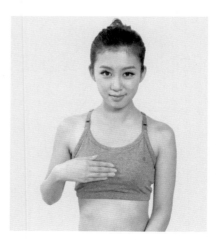

疏肝气，振奋精神：伸懒腰

当人疲惫时，气血循环较慢，这时候如果伸个懒腰，全身肌肉用力，并配以深呼吸，有行气活血、通畅关节的作用，这样也有利于调畅肝气。不要以为伸懒腰是一个随便、自然的动作，其实伸懒腰也有一定的技术含量。伸展时，尽量吸气；放松时，全身肌肉要放松，尽量呼气，这样效果才会更好。

◖ 操作方法

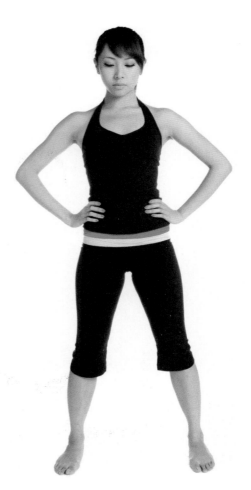

1. 两腿开立，与肩同宽，双手叉腰，然后做腰部充分的前屈和后伸各5～10次。

2. 两腿开立，比肩稍宽，双手叉腰，调匀呼吸，以腰为中轴，胯先按照顺时针方向做水平旋转，然后按逆时针方向同样转动，速度由慢到快，旋转幅度由小到大，如此反复各做10～15次。

调畅全身气机：静坐冥想

静坐冥想是古老的身心疗法，能够调理全身气机，防治现代各种身心疾病，如高血压、心脏病、偏头痛等。

◖ 操作方法

1.在垫子上盘腿而坐，衣着要宽松，闭上双眼，然后试着清空思绪。

2.挺直脊背，用鼻子深吸气，让腹部充满空气而扩张，然后用鼻子或嘴缓缓地呼气。

3.每次呼气、吸气时心中数数，如缓缓吸气时数 5 下，缓缓呼气时再数 5 下，借助这种方法，把注意力集中于自己的呼吸。

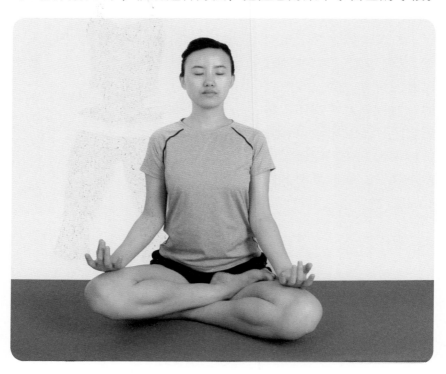

疏肝气：推搓两肋

中医认为，春季是养肝护肝的好时节，春季养肝能收到事半功倍之效。在日常生活中，做个推搓两肋的小动作就能达到疏理肝气的目的。肝经从两肋经过，推搓两肋可帮助肝经的气血运行，还可以刺激两肋处的大包穴、章门穴。这两个穴位具有健脾理气、疏肝解郁、调和肝胆脾胃等功效，对胸闷、两肋疼痛有良好的防治功能。

◖ 操作方法

推搓时，双手分别置于胸部两侧，一手向前一手向后，相对来回搓摩1~2次，共做30次。

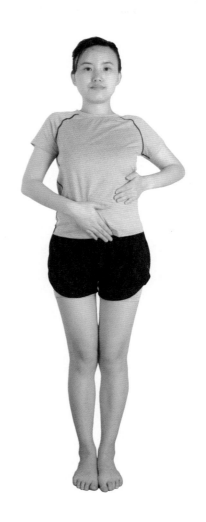

养血小动作，赶走疲劳感

增强心脏活力：下蹲运动

有些人从蹲位站起时会出现眩晕感，原因有很多，但不可忽视心脏功能这个主要因素。常做下蹲运动可以促进心脏部位血液循环，改善这种眩晕症状。

☾ 操作方法

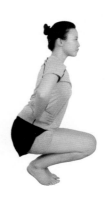

1. 两手叉腰，双脚略微分开，双眼平视向前，然后慢慢下蹲，脚跟要离地，重心尽量落在前脚掌上，上身要保持平直，避免前倾。

2. 随着下蹲动作要渐渐呼气，将浊气从丹田深处缓缓引出体外，起立时气引丹田，随着呼气站直身体。可根据自身情况或选择全蹲，或选择半蹲。体弱者可扶着桌椅、树木或墙壁做练习。

防治腰酸背痛：仿猫拱腰

"仿生"运动是近年兴起的新奇运动，模仿一些动物的运动姿势，对人体健康很有益处。仿猫拱腰，能够促进全身气血流畅，防治腰酸背痛等症状。

☾ 操作方法

每天早晨睡醒后，趴在床上，将双手撑开，双腿伸直合拢，撅起臀部，腹部下沉，再放下高翘的臀部，反复10次。

防皱纹，聪耳目：搓脸搓耳

搓脸搓耳简便易行，特别适合大家保健之用。若长期坚持，不仅能使皮肤红润、皱纹减少，耳聪目明，而且可强身祛病，益寿延年。

☾ 搓脸的方法

先将双手搓热，然后用两手掌在面部上下揉搓，直到脸上发热为止。每日早、午、晚各1次，每次3～5分钟。搓脸时的速度以每秒1次为宜。

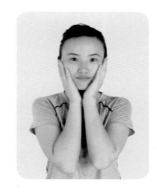

搓脸时手掌和脸部皮肤互相摩擦，血管遇热扩张变粗，面部血液循环加快，表情肌和面神经都得到了活动和滋养。由于供给面部皮肤的营养增多，皮肤逐渐变得红润、光滑、丰满、皱纹减少，从而显得年轻。搓脸还可以防治面神经炎、视力减退和鼻炎，并预防感冒。

☾ 搓耳的方法

双手掌轻捂双耳郭，先从前向后搓49次，再由后向前搓49次，以使耳郭皮肤略有潮红，局部稍有烘热感为度。每日早、晚各1次，搓后顿有精力倍增、容光焕发、耳聪目明的感觉。

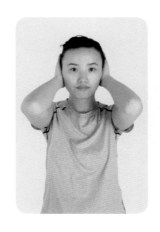

如果患有某些疾病，在搓耳之后，还应搓相应区域，如果是高血压患者，用拇指搓耳轮后沟，向下搓时用力稍重，向上搓时用力稍轻；而低血压者，用力搓的程度恰好与高血压者相反。

畅通血管和淋巴：按腋窝

腋窝是血管、淋巴、神经最多的地方。西医发现，腋窝处不仅有动静脉血管，还有大量的淋巴组织。因此，常按腋窝，可以宁神宽心胸，改善血液供应，刺激淋巴，提高免疫力。

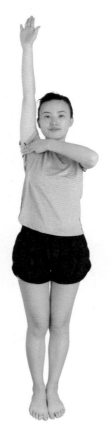

⊂ 操作方法

1. 用左手示指、中指和环指的指腹，先顺时针、后逆时针按摩右侧腋窝各 15 次，然后换右手按摩左侧腋窝，每次持续 3~5 分钟即可。手法必须轻柔，以免损伤局部的血管和神经。

2. 抬高一侧手臂，把另一只手的拇指放在肩关节处，用中指轻弹腋窝底，可时快时慢变换节奏，并左右交替进行。

养血管，健大脑：五指梳头

头部穴位多，用手指梳头可疏通头部血流，增强脑细胞营养供应，延缓大脑衰老，还可促进发根营养，减少脱发。晨起梳头可以加快觉醒，使人神清气爽；睡前梳头可消除大脑疲劳，早入梦乡。

⊂ 操作方法

1. 每天在早上起床和晚上睡觉时，双手掌心与脸相对，五指张开呈虎爪状，由前额发际开始，用指腹慢慢向后梳理至后脑勺，重复此动作 3~5 次即可。

2. 梳理时，可以用指腹稍用力按压头皮，但不可用力过大，头部有微微压迫感即可。

调理三虚 做自己的医生

第六章

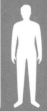

纠正肾虚，肾好百病消

肾虚耳鸣

补肾聪耳改善听力

中医认为，耳鸣与脾、肾两脏虚衰有密切关系。脾虚下陷，清阳不升，肾虚精脱，耳窍失养，均可引起耳鸣。故中医治疗耳鸣常采用"益气补肾"之法。除了肾虚以外，风热侵袭、肝火上扰、气滞血瘀、气血亏虚等不同的原因都可引起耳鸣。因此，需要仔细加以分辨，采取针对性的治疗措施。

补肾聪耳好食材

黑米　滋阴补肾，对夜盲、耳鸣疗效尤佳。
核桃仁　补肾固精，调理肾虚引起的耳鸣。

点揉翳风穴可改善听力

点揉翳风穴有明目、清耳窍的功效，有助于改善听力。平时可将双手放置在头部两侧，将拇指的指尖按在翳风穴上，其他四指分散地放在耳朵上方，以固定拇指的位置，然后用拇指对翳风穴进行点揉，点揉的力度应较强，直到该穴位出现明显的酸胀感。

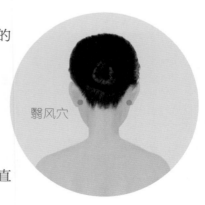

翳风穴

● 调治肾虚耳鸣的中药

杜仲　补肝肾，强筋骨。

熟地黄　补血养阴，填精益髓。

推荐食谱

猪肾炒韭黄

材料　猪肾 1 个，韭黄 100 克，盐、姜丝、味精、植物油等适量。

做法

1. 猪肾洗净，切成片；韭黄洗净，切成小段。

2. 炒锅置于火上，放入适量油，在油八成热时，放入猪肾片，炒变色后放入韭黄段、姜丝；韭黄段熟后，加盐、味精调味即成。

功效　滋阴补肾，聪耳。

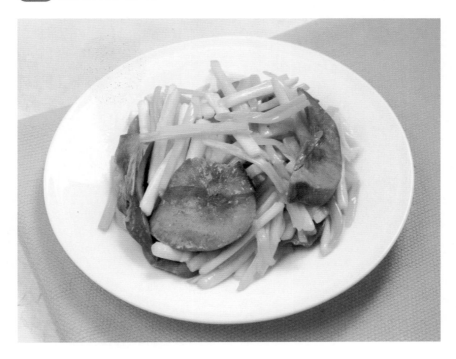

肾虚脱发

养肾乌发
美颜防衰

《黄帝内经》中说，"肾藏精，其华在发""肾虚发堕"。老年人毛发色泽枯黄、灰白甚至变白，少年白发、未老先衰或毛发细软、稀疏都与肾气精血虚衰有关。所以，无论白发或脱发，一般都与血虚、肾虚有关，治疗以补血补肾为主。

☪ 益肾固发好食材

黑豆　滋阴补肾，补血明目，调理肾虚引起的脱发。

板栗　补脾健胃，补肾壮腰，可缓解肾虚引发的腰痛、脱发。

☪ 按揉百会穴可改善脱发

按揉百会穴有息风醒脑、升阳固脱的作用，可改善脱发现象。具体方法：用一只手的示指、中指、环指按头顶，用中指揉百会穴，其他两指辅助，顺时针转 36 圈。

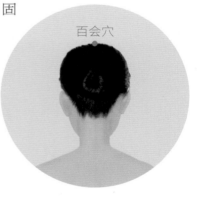

百会穴

☪ 调治肾虚脱发的中药

阿胶　补肾养血，美容抗衰，防止脱发。

枸杞子　补肾养肝，益精明目，壮筋骨，防脱发。

枸杞子黑芝麻粥

材料 黑芝麻 30 克，枸杞子 10 克，大米 100 克，冰糖、糖桂花各适量。

做法

1. 锅中加适量水，煮开后，放入大米、黑芝麻。

2. 用小火将粥煮黏稠后，放入冰糖和枸杞子，再煮 15 分钟即可。食用时浇上一勺糖桂花。

功效 补肝肾，益气血。

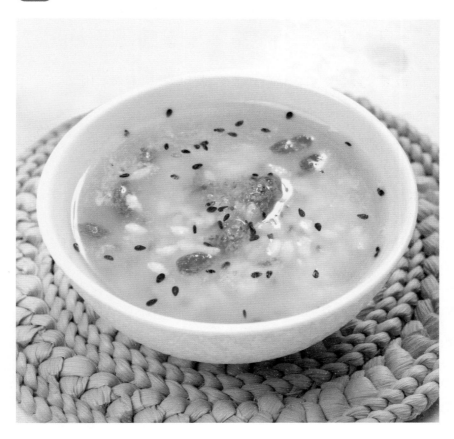

肾虚腰痛

补肾益精 强壮腰膝

中医认为，"腰为肾之府"，大多数慢性腰痛都与肾虚有关，由于肾虚，寒湿之邪亦乘隙而入，痹阻经络，以致气血运行失调而引起腰痛。肾虚腰痛多由先天禀赋不足，加之劳累太过，或久病体虚，或年老体衰，或房事不节，以致肾精亏损，无以濡养腰府筋脉而致。

◐ 健肾壮腰好食材

淡菜 补肝肾，益精血，适宜肾虚腰痛、眩晕盗汗者食用。

核桃仁 补虚强体，提供营养，主治肾虚咳嗽、腰痛。

羊肉 补肾壮阳，补精血，对肾虚腰痛、遗精、阳痿等有疗效。

板栗 补脾健胃，补肾壮腰，对肾虚腰痛者最适用。

◐ 按揉肾俞穴可改善肾虚腰痛

肾俞穴有补肾、强腰、利水的作用，按揉该穴可以缓解肾虚引起的腰痛。具体方法：两手搓热后用手掌上下来回按揉肾俞穴50～60次，两侧同时或交替进行。

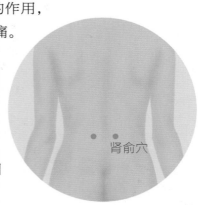

肾俞穴

◐ 调治肾虚腰痛的中药

杜仲 强筋壮骨，可调理肾阳虚引起的腰腿疼痛和腰膝酸软。

山药 补脾养胃，补肾壮腰。

杜仲核桃猪腰汤

材料 猪腰1对，杜仲8克，核桃仁30克，味精、胡椒粉、盐、香油各适量。

做法

1. 将猪腰洗净，从中间剖开，去掉脂膜，切成片。

2. 将猪腰片和杜仲、核桃仁一起放入砂锅内，加入适量水及味精、胡椒粉、盐、香油，大火烧开，转小火炖煮至熟即可。

功效 补肾壮阳，健脾养胃，用于肾虚导致的腰酸痛。

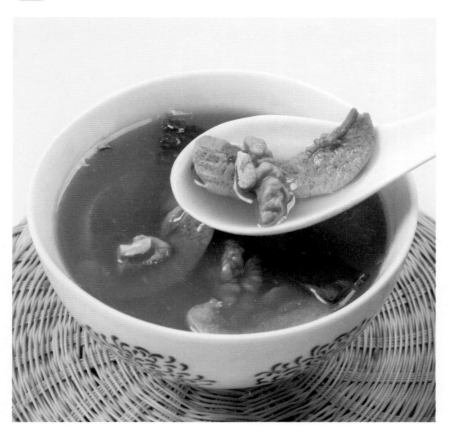

肾虚尿频

**温肾阳
补肾精
不频繁起夜**

晚上频繁起夜是很多老年人的烦心事，其实夜尿频多与肾功能的衰弱脱不了干系。中医认为，"肾主水，司开阖"，尿液的生成、排泄都是由肾脏主导的。倘若肾阳不足、肾精亏损，水液不能被蒸腾汽化，只能长时间滞留，从而导致尿液增多。

◖ 固肾缩尿好食材

韭菜 具有补肾温阳、益肝健胃、行气理血的功效，可调理多尿及腰膝酸软、冷痛。

海参 对调治精血亏损、体质虚弱、性功能减退、遗精、肾虚尿频等有疗效。

◖ 按压关元穴调理肾虚尿频

按压关元穴（脐下3寸）有温肾固摄、补中益气的功效。以关元为圆心，左或右手掌做逆时针及顺时针方向按揉3~5分钟，若长期坚持，可调理肾虚引起的尿频症状。

● 关元穴

◖ 调治肾虚尿频的中药

白果 敛肺气，定喘咳，止带浊，缩小便。

五味子 收敛固涩，益气生津，补肾宁心，用于梦遗滑精、遗尿、尿频等。

推荐食谱

虾皮炒韭菜

材料 韭菜250克，虾皮20克，盐、鸡精、植物油各适量。

做法

1. 韭菜择洗干净，切小段。

2. 炒锅置于火上，烧热，倒入植物油，放入韭菜段和虾皮，炒至韭菜段断生，加盐和鸡精调味即可。

功效 补肾，固涩缩尿。

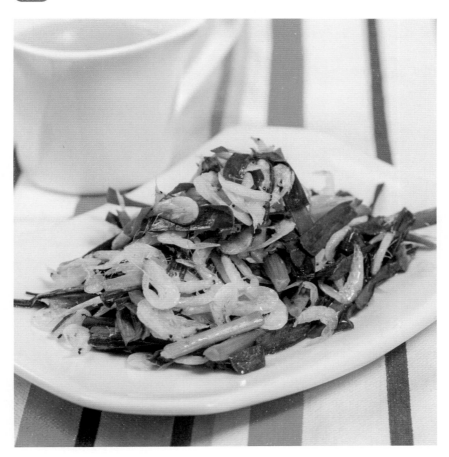

肾虚骨弱

补肾活血强壮筋骨

　　骨弱也称骨质疏松，是一种常见的退行性病变，中老年人群容易骨质疏松。中医认为，"肾主骨，生髓"，肾虚则骨弱，骨弱则易病。肾气虚损是引起骨质疏松的主要病机，通常有腰背酸软疼痛、双下肢乏力、关节酸痛等表现，且患者较易发生骨折。

◖ 补肾壮骨好食材

　　板栗　健脾养胃，补肾壮骨。

　　猪骨　补中益气，养血健骨。

◖ 艾灸命门穴可强筋健骨

　　艾灸命门穴有强肾固本、温肾壮阳、健脾益胃的功效。艾灸该穴能起到先后天同补、强筋健骨的作用，可从根本上调治骨质疏松。具体方法：点燃艾条，距离命门穴1.5～3厘米处施灸，每次灸15分钟，每日1次，10日为1个疗程。

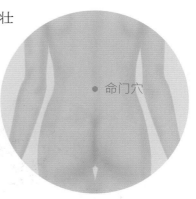

　　● 命门穴

◖ 调治肾虚骨弱的中药

　　鹿茸　补肾阳，益精血，强筋骨，能有效调理骨质疏松。

　　补骨脂　补肾，壮阳，固精。药理研究表明，补骨脂可以减缓骨代谢、减少骨丢失，从而防治骨质疏松。

推荐食谱

豆浆

(材料) 黄豆 80 克，白糖 15 克。

(做法)

1. 黄豆洗净，用清水浸泡 8~12 小时。

2. 把浸泡好的黄豆倒入全自动豆浆机中打成豆浆，依个人口味添加白糖调味后即可饮用。

(功效) 预防和延缓骨质疏松。

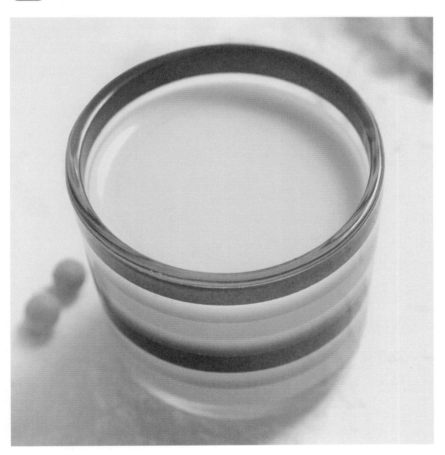

充养五脏之气，摆脱亚健康

肝气不舒

疏肝理气
缓解胸胁
胀痛

中医认为，人的情志和肝气是否调达相关。若肝气不疏、郁结，不但会导致一个人经常发怒，情绪失控，还会因气血瘀滞引起周身气血运行紊乱，其他脏腑器官受干扰而导致疾病发生。肝气不舒常会引起胸胁胀痛。

◖ 疏肝止痛好食材

莲藕 健脾胃，理肝气。

胡萝卜 顺气健脾，疏泄肝气。

◖ 按压肝俞穴疏肝理气

按压肝俞穴（第九胸椎棘突下，旁开 1.5 寸）可以调和全身气血，调理内分泌，加速新陈代谢。具体方法：用双手拇指指腹按压肝俞穴 5 秒钟后放松，重复 5 次。

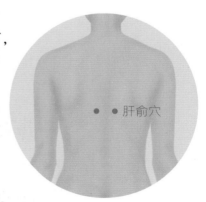

肝俞穴

◖ 疏肝镇痛的中药

玫瑰花 疏肝理气，疏经止痛。

菊花 疏肝理气，清火明目。

推荐食谱

胡萝卜梨汁

材料 胡萝卜小段 60 克，雪梨小块 100 克，蜂蜜适量。

做法

将切好的食材一起倒入榨汁机中，加入适量饮用水搅打成汁，倒
入杯中后加入蜂蜜搅匀即可。

功效 疏肝理气，清热降火。

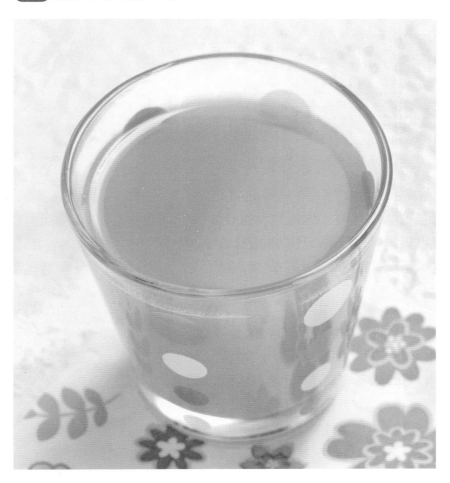

心气不足

滋养心神
改善心慌
失眠

中医认为，"心主神明"，人的心气若特别足，心神就会安定；如果心气大伤，肾气大伤，心神就有可能出现问题。心气不足的常见症状有神经衰弱、健忘失眠、心悸心慌等。

☾ 培补心气好食材

糯米 暖脾胃，补虚，益气安神，补血。

龙眼肉 补血安神，益脑，适宜思虑过度、心神失养引起的神经衰弱、健忘失眠、心慌心悸等人食用。

银耳 提神益气，消除疲劳。

牡蛎 清肺补心，滋阴养血，能调治失眠烦热、心神不安。

☾ 按揉心俞穴可滋养心神

按揉心俞穴（第五胸椎棘突下，旁开1.5寸）有宽胸理气、通络安神的作用。用拇指或中指按揉心俞穴3~5分钟，可养心安神。

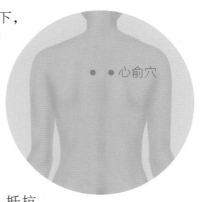

●●·心俞穴

☾ 补心助眠的中药

远志 养心安神，助睡眠，益心气，开窍祛痰。

灵芝 补气安神，促进睡眠，抵抗衰老。

柏子仁 养心安神，促睡眠。

柏子仁猪心汤

材料 柏子仁 8 克，猪心 1 个，盐、料酒各适量。

做法

锅置于火上，放入所有材料，加适量的水，用小火煮至猪心熟烂，喝汤吃猪心即可。

功效 养心安神，调理心慌、失眠。

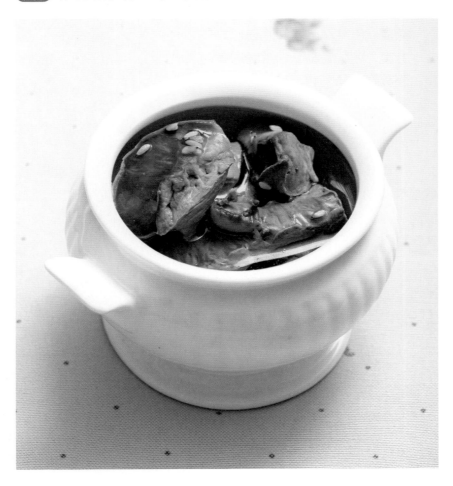

肺气虚

补肺气 缓解排便困难

中医认为，肺与大肠相表里，肺主气，具有宣发肃降的作用，大肠的传导气化依赖于肺气的推动及宣降。肺气充足，把津液运到大肠，则大肠气化有力；若肺气亏虚，大肠就气化无力，传导缓慢，容易导致便秘。

⊂ 补肺通便好食材

燕麦 滋肺润肺，润肠通便。

菠菜 养肺益肠，促进肠道蠕动。

荸荠 清热润肺，通便排毒。

香蕉 清肺降燥，润肠通便。

⊂ 按揉肺俞穴、天枢穴补肺气、促排便

按揉肺俞穴（第三胸椎棘突下，旁开 1.5 寸），可宣通肺气、增强呼吸功能；按揉天枢穴（脐旁开 2 寸），可疏调肠腑、理气行滞、消食。具体方法：用两手的拇指或示指、中指两指轻轻按揉肺俞穴、天枢穴，每次每穴按揉 3~5 分钟。

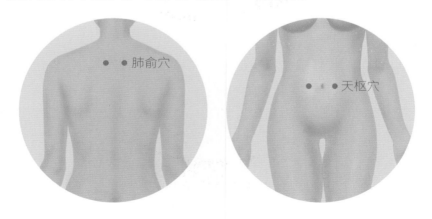

肺俞穴　　天枢穴

c 补肺气通便的中药

杏仁　平喘止咳，润肠通便。

胖大海　利咽润肺，润肠通便。

罗汉果　清热润肠，滋润咽喉。

推荐食谱

香蕉粥

(材料)　香蕉 200 克，粳米 50 克。

(做法)

1. 粳米淘洗干净；香蕉剥皮，切片。

2. 锅中加适量水煮沸，把洗净的粳米倒入锅内，煮为稀粥，粥快熟时将香蕉片放入锅内，煮至米开花、汤液黏即可。

(功效)　补肺气，清热润肠。

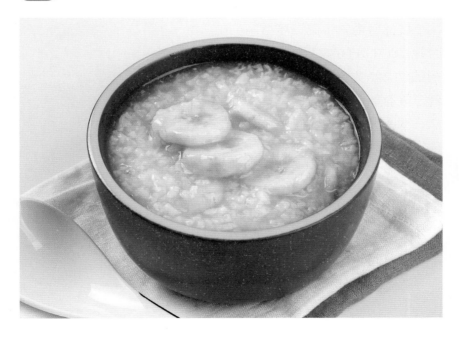

<table>
<tr><td>

**肾精
亏虚**

补精益肾
调理健忘

</td><td>

中医认为，肾精不足，一方面会影响血的化生，造成心神失养而健忘；另一方面会造成肾精化气不足而形成肾气衰微，出现脏腑机能低下而健忘。另外，"肾主骨生髓""脑为髓海"，髓来源于肾所藏之精，脑髓是记忆功能的物质基础。因此，肾精亏虚，脑髓失于充养，也会形成健忘。

</td></tr>
</table>

☽ 益肾健脑好食材

核桃 补血养气，补肾填精，调治健忘。

南瓜 健肾补血，清心醒脑。

胡萝卜 可健脾和胃，补肝明目，益精补肾。

猪肝 补肝肾，益精血。

☽ 按揉肾俞穴调理肾虚健忘

按揉肾俞穴（第二腰椎棘突下，旁开 1.5 寸）有疏经益气、补肾益精的功效，对腰膝酸软、耳鸣、健忘等有保健调理作用。具体方法：双手叉腰，用大拇指对准肾俞穴按揉，直至出现酸胀感，且腰部微微发热为止。

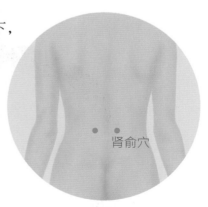

肾俞穴

☽ 补肾益智的中药

远志 安神益智，祛痰开窍。

石菖蒲 开窍醒神，宁神益智。

龙眼肉 益智宁心，补脾益肾。

推荐食谱

核桃芝麻露

材料 核桃粉、芝麻粉、山药粉、冰糖、核桃仁各适量。

做法

1. 将核桃粉、芝麻粉、山药粉放入碗内，加温开水搅拌均匀。

2. 锅置于火上，将调制好的粉汁倒入锅中，炖煮5分钟，加入冰糖煮至溶化，最后撒上核桃仁稍煮即可。

功效 益肾补脑，防病抗衰老。

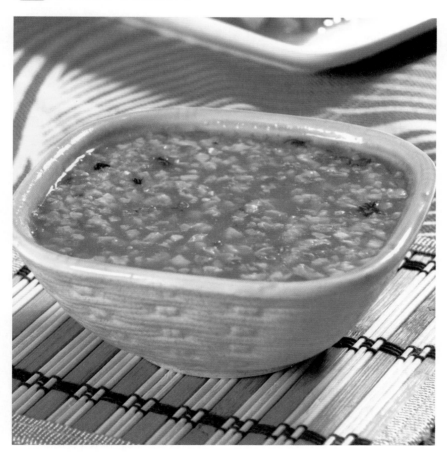

中医认为，脾胃同为"气血生化之源"，是"后天之本"。脾胃虚弱会导致机体对食物受纳、消化、吸收、转化利用的能力下降，造成人体营养不良、体虚、四肢无力等，容易引发各种疾病。因此，健脾胃是强身健体的基础。

◐ 补脾胃强体魄好食材

小米 健脾养胃佳品，可清热解渴、健胃除湿、和胃安眠。

黄牛肉 温补脾胃，强壮筋骨，益气养血。

◐ 按压胃俞穴强健脾胃

按压胃俞穴（第十二胸椎棘突下，旁开 1.5 寸），有健脾益胃的功效，能促进消化吸收，缓解恶心、呕吐症状。具体方法：取坐位，用双手拇指同时用力按压或揉压两侧的胃俞穴 5～10 分钟。

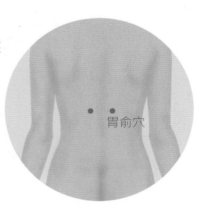

胃俞穴

◐ 补脾胃强体魄的中药

山药 增强脾胃消化吸收功能，补胃健脾。

陈皮 理气健脾，燥湿化痰。

茯苓 健脾益气，燥湿利水。

山药薏米芡实粥

材料 糯米80克，山药、薏米各20克，芡实10克，红枣3枚，冰糖5克。

做法

1. 芡实、薏米和糯米洗净后用水浸泡4小时；把山药去皮，洗净，切块；红枣洗净。

2. 锅内加适量清水烧开，加入除冰糖外的所有食材，大火煮开后转小火，煮90分钟后，加入冰糖煮5分钟即可。

功效 健脾养胃，止腹泻。

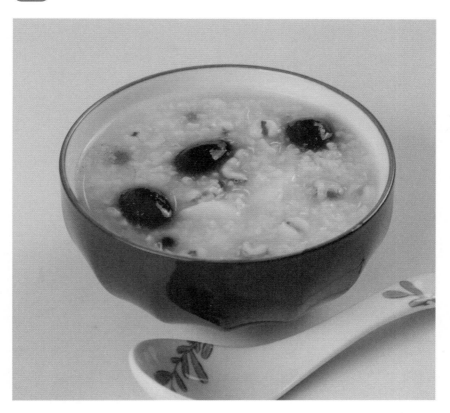

补血养血，焕发好气色

黑眼圈

气血畅通
好缓解

中医学理论提示，肾主水，其色为黑，肾虚会导致水代谢障碍，肾气不足日久会导致气血运行不畅，目失所养，则出现黑眼圈，多表现在下眼睑。另外，女性经期前后气血不畅，也易形成黑眼圈。

◖ 消除黑眼圈好食材

芝麻　含有维生素 E，可以缓解黑眼圈的形成。

胡萝卜　含有维生素 A，有助于提高视力。

◖ 按揉攒竹穴改善黑眼圈

按揉攒竹穴，有疏通气血、改善黑眼圈的作用。具体方法：用示指指端轻轻按揉攒竹穴，约 1 分钟。

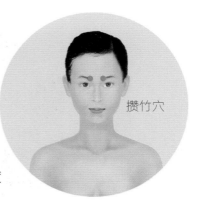

攒竹穴

◖ 消除黑眼圈的中药

菊花　养肝明目，对用眼过度导致的黑眼圈有疗效。

枸杞子　滋补肝肾，养肝明目。

菊花枸杞子茶

材料 菊花 3 克，枸杞子 5 克。

做法

将菊花、枸杞子一起放入杯中，冲入沸水，盖上盖子闷泡约 8 分钟后饮用。

功效 养肝肾，明目。

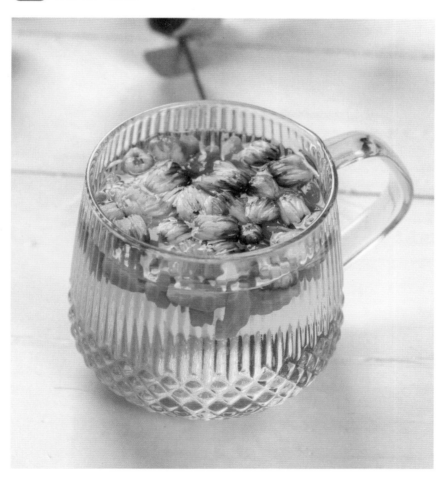

正常人的嘴唇是红润的，并且润滑有光泽。如果身体健康出现了问题，嘴唇会及时给你信号。唇色变白是一种不健康的表现。中医认为，口唇和脾胃关系密切，如果嘴唇红润，说明气血旺、营养状况好，否则就说明气血不足。

◖ 调理唇色发白好食材

龙眼肉 补益脾胃，养血。

红枣 补中益气，养血安神。

乌鸡 补肝益肾，益气补血，滋阴清热。

◖ 艾灸血海穴调唇色发白

血海穴是脾经所生之血的聚集之处，有化生气血、运化脾血的功能，是人体足太阴脾经上的重要穴位。艾灸该穴，可以补充气血，使发白的唇色变得红润。具体方法：将点燃的艾条，放在血海穴上悬灸，每次灸10~20分钟，每日1次，3~5日为1个疗程。

血海穴

◖ 改善唇色发白的中药

阿胶 补血养血，美白养颜。

枸杞子 滋阴养血，益肝补肾，明目润肤，乌发养颜。

当归 补血活血，促进造血。

推荐食谱

红枣香菇汤

材料 红枣 8 枚，泡发干香菇 15 克，盐 4 克，鸡精 1 克，料酒、姜片各适量。

做法
泡香菇的水过滤后加入炖盅内，加适量清水，再加入香菇、红枣、料酒、姜片，上蒸锅蒸 1 小时左右，出锅后加盐和鸡精即可。

功效 润泽嘴唇。

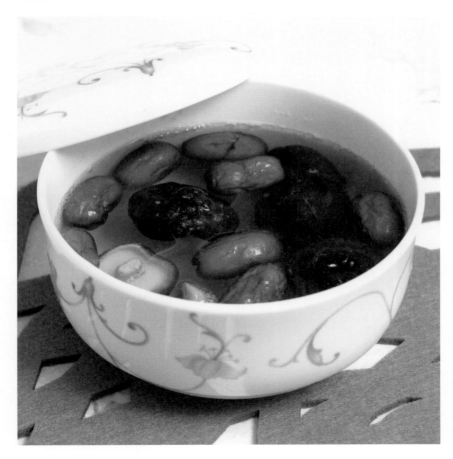

面色萎黄憔悴

纠正脾虚焕神采

气血充盈则面色红润，神采焕发；气不足则肤色没有光华，血不足则肤色失去红润，脾胃不好则不能很好地消化吸收及运输营养物质，机体没有足够的营养物质滋养，肤色就会变得萎黄、憔悴。所以，改善面色萎黄、憔悴，补血健脾最重要。

◖ 补血健脾好食材

黑豆 增强脾胃运化功能。肾虚、血虚者多吃有益。

芝麻 补血明目，生精通乳，益肝美颜。

胡萝卜 补血养肝，健脾化滞，补中下气。

◖ 按揉脾俞穴告别脾虚面黄

按揉脾俞穴（第十一胸椎棘突下，旁开 1.5 寸），能够改善脾胃两虚导致的面色萎黄、憔悴。具体方法：用手指指腹按揉脾俞穴 5～10 分钟。

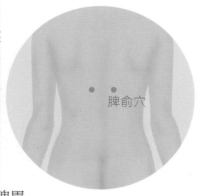

脾俞穴

◖ 补血健脾的中药

龙眼肉 补心脾，益气血，健脾胃。

乌梅 补脾益胃，改善面色。

龙眼红枣木瓜茶

材料 龙眼肉 8 克，红枣 5 枚，木瓜果肉 20 克。

做法

1. 将木瓜果肉切片，红枣去核、切片。

2. 将所有材料一起放入杯中，冲入沸水，盖上盖子闷泡约 8 分钟后饮用。

功效 补益气血，改善肤色。

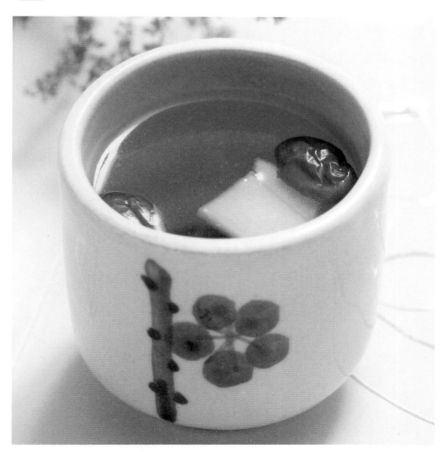

月经不调

气血充盈
月经顺畅

在中医理论里，"夫经水，阴血也，属冲任二脉主，上为乳汁，下为月水"。气血充盛，冲任通畅，五脏功能正常，月经才能如期而至。如果气血损耗、经脉不畅、脏腑功能出现异常，就可能引起月经不调。

C 补气血调月经好食材

红枣 滋补脾胃，养血安神，补气养血。

花生 补中益气，通血脉。

黑木耳 滋肾补阴，滋养气血。

乌鸡 补肾涩精，活血调经。

C 掐按三阴交穴调月经

掐按三阴交穴（内踝上3寸胫骨后缘处）有调补气血的功效，主治月经不调、带下、不孕等。具体方法：用拇指掐按三阴交穴20次，两侧可以同时进行。

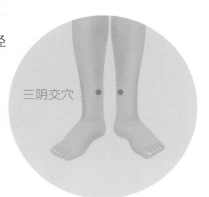

三阴交穴

C 补气血调月经的中药

益母草 活血调经，通经祛瘀。

月季花 活血调经，疏肝解郁。

当归 补血调经，活血止痛。

推荐食谱

红枣木耳茶

材料 红枣 15 枚，泡发黑木耳小朵 30 克，红糖适量。

做法

1. 红枣洗净，去核。

2. 将红枣、黑木耳放入锅中，加适量清水，用小火炖煮 30 分钟，加入红糖即可。

功效 调补气血，适用于月经后期。

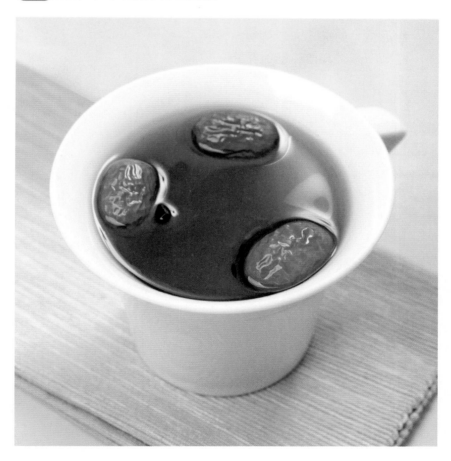

痛经

温经止痛
痛经不扰

正常情况下，如果人体气血充盈顺畅，气血才能下注于胞中，泻出为月经。然而，生活中，女性容易受寒引起宫寒，从而引起气血不畅；且容易情志不舒，从而引起气滞血瘀。所以，因痛经求医的女性，中医多采用温经行气、活血化瘀等方法治疗。

◖ 温经止痛好食材

黑豆　温中下气，止痛经。
丝瓜络　通络活血，使气血顺畅。
红糖　温经补血，活血化瘀。

◖ 隔姜灸神阙穴温经暖宫

隔姜灸神阙穴能消除体内的寒气，使气血调和，有疏通脏腑经络、温经暖宫、化瘀止痛的作用。具体方法：将新鲜生姜切成厚约 0.3 厘米的薄片，再用针在姜片上扎几个小孔，然后将生姜片放在肚脐眼儿上。取一根艾炷点燃，对准神阙穴施灸。

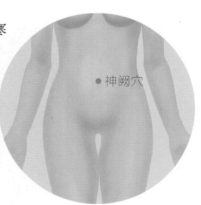

●神阙穴

◖ 温经止痛的中药

红花　活血通经，祛瘀止痛。
艾叶　驱寒，通经络，止冷痛。
川芎　活血行气，祛风止痛。

丝瓜红糖汤

材料 老丝瓜 200 克，红糖适量。

做法

将老丝瓜洗净、切碎，加水煎汤，再加适量红糖煎煮，趁热喝汤。

功效 通络活血，改善痛经。

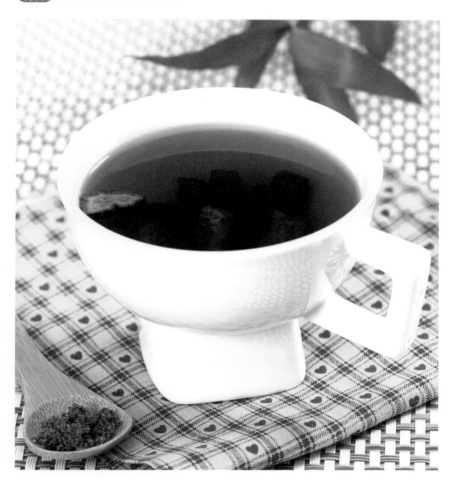

黄褐斑
充濡气血荣于面

脾虚肝郁、情志不遂、精血受损等都可造成黄褐斑，本病的发生机制为气血不和，涉及血瘀和血虚，致使血泣经络，不能上荣于面而成。育龄女性由于孕育亏耗，致使肝肾不足，气血不调。故肝肾不足、血虚血瘀是黄褐斑的主要病理特点。

◖ 活血祛斑好食材

番茄 滋润皮肤。
丝瓜 祛风消滞，活血化瘀，美容护肤。
猕猴桃 预防色素沉淀，保持皮肤白皙。

◖ 按压肝俞穴活血祛斑

按压肝俞穴（第九胸椎棘突下，旁开1.5寸），可以调和全身气血，调理内分泌，提高新陈代谢能力，避免斑点产生。具体方法：用双手拇指指腹按压肝俞穴5秒钟后放松，重复5次，可长期按摩。

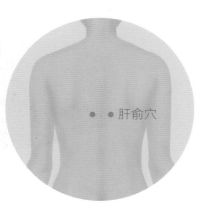

肝俞穴

◖ 活血祛斑的中药

桃仁 活血化瘀，祛斑。
藏红花 散郁开结，活血化瘀。
桃花 活血，润肤，悦面。

桃花冬瓜仁白芷茶

材料 桃花4克，冬瓜仁5克，白芷3克。

做法

将所有材料一起放入保温杯中，冲入沸水，盖上盖子闷泡约10分钟后饮用。

功效 消除色素，活血祛斑。

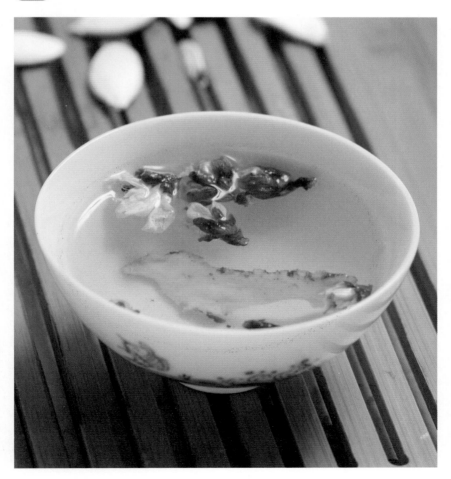

荷叶枸杞子山楂粥

材料 干荷叶1张，大米100克，枸杞子5克，鲜山楂20克，
白糖3克。

做法

1. 大米淘洗干净，用水浸泡30分钟；枸杞子洗净；荷叶洗净，
切片；鲜山楂洗净，去核。

2. 锅内加适量清水烧开，加入大米，大火煮沸后转小火煮30分
钟至米粒裂开，加入洗净的干荷叶片、枸杞子、山楂同煮。米
粒软烂盛出，拣出荷叶，加白糖搅匀即可。

功效 活血化瘀，清肝火，祛斑。

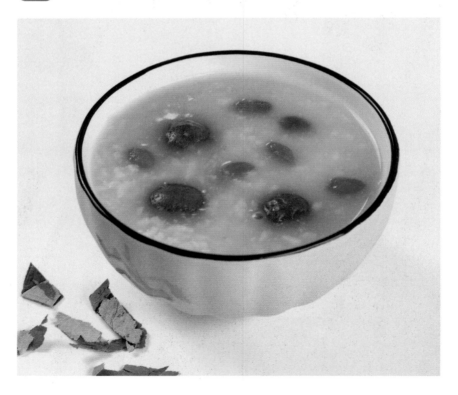

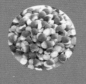

第七章

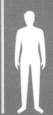

药房里能买到的
补虚强体方

经久不衰的补虚养气血名方

中医有很多补养气血的传世名方，从古流传至今，经久不衰。这些方子能够发挥独特的养气血功效，很具有代表性，而且诸多名方已制作成中成药，我们从各大药店就能买到。家中准备一些这样的中成药，可以帮助你和家庭成员调理气血，既简单方便，又省时省力。

常用补气中成药

药名	功效
参苓白术散	益肺气，补脾胃
当归补血口服液	补养气血，缓解体虚乏力
十全大补丸	温补气血，用于气血两虚
补中益气丸	补脾胃，升清阳
四君子合剂	益气健脾
生脉饮	益气，养阴生津
归脾丸	益气健脾，养血安神
八珍益母丸	益气养血，活血调经
人参养荣丸	温补一身气血
乌鸡白凤丸	补气养血，调经止带
阿胶补血膏	滋阴补血，补中益气，健脾润肺

专家提醒，选用中成药不要盲目，也不要人云亦云、病急乱投医，要根据自己的症状，遵照医生的指导选用中成药。

家中必备补虚养气血中成药

十全大补丸

温补气血
滋养全身

十全大补丸源自"十全大补汤"，此药可追溯到宋代。宋朝的皇帝非常重视健康，让各地的老百姓向朝廷献医书或医方，然后命令太医局医官整理出书，于是就有了我国第一部由国家颁布的成药方典《太平惠民和剂局方》，十全大补丸便出自该药典。

主要成分

党参　　白术（炒）　　茯苓　　　肉桂　　　当归　　　川芎

白芍(酒炒)　　熟地黄　　炙黄芪　　炙甘草

功效主治

温补气血。用于气血两虚，面色苍白，气短心悸，头晕自汗，体倦乏力，四肢不温，月经量多。

服用禁忌

1. 孕妇忌用；外感风寒、风热，实热内盛者不宜服用。

2. 服药期间，忌食生冷、油腻食物。

补中益气丸

补脾胃
升清阳

补中益气丸是南宋名医李东垣的代表方剂。当时金元混战，疾病蔓延，百姓因病而死者众多。李东垣认为，其患病多因饮食失节、劳役过度而伤害脾胃所致，因而提出著名的"补脾胃、升清阳、泻阴火"之学说，并由此创制了大名鼎鼎的补中益气丸（汤）。

◖ 主要成分

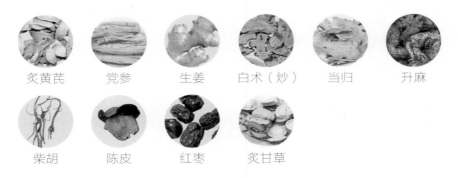

炙黄芪　　党参　　生姜　　白术（炒）　　当归　　升麻

柴胡　　陈皮　　红枣　　炙甘草

◖ 功效主治

　　补中益气，升阳举陷。用于脾胃虚弱、中气下陷所致的体倦乏力、食少腹胀、便溏久泻、肛门下坠。

◖ 服用禁忌

　　1. 忌食不易消化的食物。

　　2. 感冒发热患者不宜服用。

　　3. 有严重高血压、心脏病、肝病、糖尿病、肾病等慢性病者应在医师指导下服用。

　　4. 儿童、孕妇、哺乳期妇女应在医师指导下服用。

　　5. 如正在使用其他药品，使用该药品前请咨询医师。

生脉饮

益气养阴

生脉饮（散）是一个传统药方，最早由唐代著名医学家孙思邈提出，这个方子只有三味中药，即麦冬、人参、五味子，可益气养阴、敛汗生脉。据说，清朝的乾隆皇帝常年服用这个方子，效果很好，成为历史上最长寿的皇帝。

◖ 主要成分

人参　　麦冬　　五味子

◖ 功效主治

益气，养阴生津。用于气阴两亏，心悸气短，自汗。

◖ 服用禁忌

1. 忌油腻食物。

2. 感冒患者不宜服用。

3. 凡脾胃虚弱、呕吐泄泻、腹胀便溏、咳嗽痰多者慎用。

4. 服用本品时不宜服用藜芦、五灵脂、皂荚或其制剂；不宜喝茶和吃萝卜，以免影响药效。

5. 按照用法、用量服用，小儿、孕妇、高血压和糖尿病患者应在医师指导下服用。

归脾丸

健脾益气
养血安神

归脾丸（汤）出自宋代《济生方》，里面有党参、炙黄芪、白术、茯苓、龙眼肉、酸枣仁等，具有健脾、益气、养血、养心的功效，适合心慌失眠的人服用。

◖ 主要成分

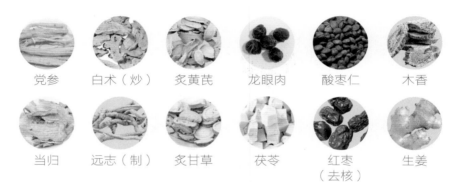

党参　　白术（炒）　　炙黄芪　　龙眼肉　　酸枣仁　　木香

当归　　远志（制）　　炙甘草　　茯苓　　红枣（去核）　　生姜

◖ 功效主治

益气健脾，养血安神。用于心脾两虚，气短心悸，失眠多梦，头昏头晕，肢倦乏力，食欲缺乏，崩漏便血。

◖ 服用禁忌

1.忌油腻食物。

2.外感或实热内盛者不宜服用。

3.该药品宜饭前服用。

4.按照用法、用量服用，小儿、孕妇、高血压和糖尿病患者应在医师指导下服用。

5.对该药品过敏者禁用，过敏体质者慎用。

6.如正在使用其他药品，使用该药品前请咨询医师。

八珍益母丸

滋补气血的"妇科圣药"

八珍益母丸源于明代张介宾的《景岳全书》，其处方收载在《中国药典》中。八珍益母丸主要由益母草、党参、白术、茯苓、甘草、当归、白芍、川芎、熟地黄等中药组成，其主要功能是补气血、调月经。

主要成分

 益母草
 党参
 白术
 茯苓
 甘草
 当归

 川芎
 熟地黄
 白芍（酒炒）

功效主治

益气养血，活血调经。用于气血两虚兼有血瘀所致的月经不调、月经周期错后、行经量少、精神不振、肢体乏力。

服用禁忌

1. 忌辛辣、生冷食物。

2. 感冒发热患者不宜服用。

3. 有严重高血压、心脏病、肝病、糖尿病、肾病等慢性病者应在医师指导下服用。

4. 青春期少女及更年期妇女应在医师指导下服用。

5. 平素月经正常，突然出现月经过少，或经期错后，或阴道不规则出血者应去医院就诊。

人参养荣丸

荣一身气血

人参养荣丸出自宋代的《太平惠民和剂局方》，是气血双补的名方。

主要成分

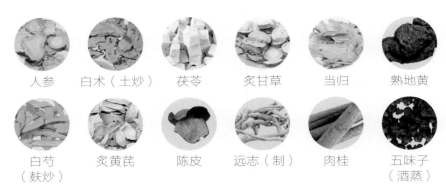

人参　　白术（土炒）　　茯苓　　炙甘草　　当归　　熟地黄

白芍　　炙黄芪　　陈皮　　远志（制）　　肉桂　　五味子
（麸炒）　　　　　　　　　　　　　　　　　　　　　　　（酒蒸）

功效主治

温补气血。用于心脾不足，气血两亏，形瘦神疲，食少便溏，病后虚弱。

服用禁忌

1. 忌不易消化食物。

2. 感冒发热患者不宜服用。

3. 有严重高血压、心脏病、肝病、糖尿病、肾病等慢性病者应在医师指导下服用。

4. 儿童、孕妇、哺乳期妇女应在医师指导下服用。

5. 如正在使用其他药品，使用该药品前请咨询医师或药师。

乌鸡白凤丸

补血养颜

乌鸡白凤丸来自《济阴纲目》中大小乌鸡丸的加减方，至今已有百年历史。从名字上就能够看出，此方中含有乌鸡。乌鸡补血滋阴的效果很好，所以，此药有很强的补血养颜功效。

◐ 主要成分

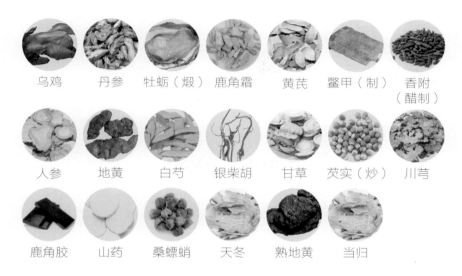

乌鸡　　丹参　　牡蛎（煅）　鹿角霜　　黄芪　　鳖甲（制）　香附（醋制）

人参　　地黄　　白芍　　银柴胡　　甘草　　芡实（炒）　川芎

鹿角胶　　山药　　桑螵蛸　　天冬　　熟地黄　　当归

◐ 功效主治

补气养血，调经止带。用于气血两虚，身体瘦弱，腰膝酸软，月经不调，白带量多。

◐ 服用禁忌

1.忌食寒凉、生冷食物。

2.服药期间不宜喝茶和吃萝卜，不宜同时服用藜芦、五灵脂、皂荚或其制剂。

3.感冒时不宜服用本药。

4.月经过多者不宜服用本药。

金匮肾气丸

补肾温阳

金匮肾气丸源于汉代医学家张仲景的《金匮要略》，是补肾阳的代表方。此药以附子、桂枝为主药，意在鼓舞亏虚的肾中阳气，补命门之火，引火归元；干地黄等六味药物可滋补肾阴，促生阴液。诸药合用，有温补肾阳、化气行水之功效。

主要成分

干地黄

山药

山茱萸
（酒炙）

泽泻

茯苓

牡丹皮

附子（炙）

桂枝

牛膝
（去头）

车前子
（盐炙）

功效主治

用于治疗肾阳不足，肾虚水肿，腰膝酸软，小便不利，畏寒肢冷及肾阳虚型的慢性肾炎、慢性肾盂肾炎、前列腺炎、尿潴留、甲状腺功能低下、营养不良性水肿、糖尿病肾病等病症。

服用禁忌

1.有咽干、口燥、潮热、盗汗、舌红苔少等肾阴不足、虚火上炎症状者，不宜服用金匮肾气丸。

2.感冒期间不宜服用金匮肾气丸，服用此药期间不宜食用生冷食物。